AF306010

DES
DÉVIATIONS DE L'UTÉRUS

LEUR TRAITEMENT

VALEUR DE LA MÉTHODE

ALQUIÉ-ALEXANDER

PAR

Jean TARGHETTA

DOCTEUR DES FACULTÉS DE MÉDECINE DE PARIS ET DE TURIN
MEMBRE DE LA SOCIÉTÉ ROYALE D'HYGIÈNE EN ITALIE

PARIS

HENRI JOUVE

IMPRIMEUR DE LA FACULTÉ DE MÉDECINE
15, Rue Racine, 15

—

1893

A MES ANCIENS MAITRES ET AMIS

DE LA FACULTÉ DE MÉDECINE DE TURIN

BERRUTI, NOVARO, BERGESIO ET BOMPIANI

DE ROME

Souvenir reconnaissant

A MES TRÈS HONORÉS MAITRES

DE LA FACULTÉ DE MÉDECINE DE MONTPELLIER

Hommage de reconnaissance pour leur excellent enseignement

AU DOCTEUR BALESTRE

Agrégé à la Faculté de Montpellier

*Votre nom a naturellement sa place parmi ceux pour
lesquels j'ai le plus d'affection.*

A TOUS MES PARENTS

ET SPÉCIALEMENT A MON BEAU-FRÈRE

JULIEN SALVI

Notaire

AU DOCTEUR DE. BEDRIAGA

Professeur d'histoire naturelle à l'Université d'Heidelberg

Hommage d'une vive sympathie

A M. FRÉDÉRIC LAËUFFER

Officier de la Légion d'honneur

Hommage de reconnaissance

DES DÉVIATIONS DE L'UTÉRUS

LEUR TRAITEMENT

VALEUR DE LA MÉTHODE

Alquié - Alexander

INTRODUCTION

Le mot Gynécologie de γυνὴ (Gune), femme, et λόγος (Logos), discours, désigne d'une façon générale cette partie de la médecine qui traite des maladies de la femme. Elle comprend l'étude des nombreuses manifestations dont l'organisme de la femme peut être le siège, soit à l'état sain, soit à l'état pathologique.

Il n'entre pas dans notre pensée de passer en revue dans cette thèse toutes les maladies des organes génitaux de la femme ; notre but est simplement de traiter des déviations utérines en général et des moyens d'y remédier.

De tous les viscères de la femme, l'utérus est certainement celui qui est le plus souvent atteint par la maladie ; car, outre les affections générales, il est sujet à des

ANATOMIE DE L'UTÉRUS

L'utérus est un organe creux, enfoncé dans le petit bassin, entre la vessie et le rectum. Recouvert par le péritoine dans une grande portion de son étendue, il adhère au vagin par sa partie inférieure. De nombreux ligaments, tout en le maintenant à la place qu'il doit occuper, lui laissent cependant une grande mobilité. A l'état de vacuité, l'utérus est placé à une assez grande distance des parois abdominales, et presque inexplorable à travers cette paroi, qu'il faut fortement déprimer pour arriver à le percevoir par la palpation.

L'organe utérin débarrassé de toutes ses enveloppes péritonéales nous permet d'étudier sa structure, son poids, sa forme, sa direction, ses moyens de fixité par lesquels il se trouve en rapport avec les parties environnantes.

A la naissance, l'utérus, et spécialement son col, est assez développé; il reste stationnaire pendant que les autres organes se développent. A la puberté il devient considérable, et dans la période de gestation il acquiert un développement en rapport avec le volume du produit de la conception. Après l'accouchement, il revient à ses dimensions normales, restant pourtant un peu plus gros, de façon que l'utérus d'une femme qui a eu des enfants est plus gros que celui d'une femme nullipare, par conséq uent la femme qui a eu plusieurs couches présente un utérus plus développé que celui de l'unipare. Après la ménopause l'utérus s'atrophie au point que chez la femme âgée il ressemble à l'utérus d'une jeune fille.

Selon les recherches de Richet, le diamètre vertical de la cavité utérine à l'état normal chez les femmes, qui ont eu plusieurs enfants, offre 60 millimètres. Ce diamètre, parois comprises, est de 68 millimètres ; le diamètre transversal entre les deux orifices tubaires est de 30 millimètres et le transversal externe mesure 47 millimètres et demi.

Chez la femme qui a eu des rapports sexuels et est nullipare, le diamètre vertical de la cavité est de 55 millimètres ; l'extérieur, y compris les parois, est de 63 millimètres ; le transversal ou intertubaire est de 27 millimètres et le transversal externe est de 45 millimètres.

Chez les vierges, le diamètre vertical de la cavité oscille entre 45 et 55 millimètres ; l'intertubaire a 15 millimètres, le transversal externe 30 millimètres. L'organe utérin adulte pèse environ 45 grammes.

Si on examine le chiffre obtenu par Richet, on trouve qu'en ajoutant 8 ou 10 millimètres aux diamètres de la cavité, on a l'épaisseur de la paroi utérine, de façon que par l'exploration avec la sonde sur la femme vivante on peut avoir la totalité du volume de l'organe. Les recherches du professeur Richet ont été confirmées par Aran et Guyon.

D'après ces résultats, Richet est arrivé aux conclusions suivantes, qui sont d'un grand intérêt pour le praticien :
1° Toutes les fois que le diamètre vertical de la cavité

utérine aux approches de la période menstruelle dépasse 70 millimètres ou 65 dans l'intervalle de la menstruation, il existe un état anatomique anormal de l'utérus qui est constamment accompagné de symptômes maladifs plus ou moins graves ;

2° Pour apprécier le volume de l'utérus, le cathétérisme utérin seul peut donner des indices plus positifs que la percussion, la palpation abdominale et l'exploration vaginale et rectale ;

3° Pourtant si le cathétérisme est un précieux moyen de diagnostic, il ne faut pas oublier qu'il peut exposer aussi à de graves inconvénients, s'il n'est pas pratiqué avec les précautions voulues.

SITUATION DE L'UTÉRUS

La position exacte de l'utérus dans la cavité pelvienne a donné lieu à de nombreuses discussions. Les uns admettent que l'utérus est rectiligne et que son axe se confond avec celui du détroit supérieur du bassin (Legendre, Sappey, Sims). Certains auteurs soutiennent qu'il est rectiligne et dans l'axe de l'excavation pelvienne (Langer, A. Kolliker, Bandl) ; d'autres, que la position normale de l'utérus est l'antéflexion (Pichaud, Bouland, Kis, Kocks) ; enfin, pour une autre catégorie d'anatomistes (Aran, Richet, Courty, Tillaux), l'utérus est légèrement incurvé en avant (anticourbure) et son axe est à peu près parallèle à celui du canal pelvien.

Direction de l'utérus par rapport à l'axe du détroit supé-

rieur du bassin. — L'axe de l'utérus se confond avec celui du détroit supérieur du bassin, c'est-à-dire qu'il se dirige du haut en bas et d'avant en arrière. Cette direction est très susceptible de changements. Ainsi, quand l'axe de l'utérus se porte en avant de celui du bassin, au delà du degré ordinaire d'antécourbure, on observe l'*antéversion* ; quand il se porte en arrière il se produit la *rétroversion.*

Direction par rapport à la ligne moyenne du corps. — Organe impair, l'utérus est placé sur la ligne moyenne du corps chez les jeunes filles, mais comme cet organe offre une certaine mobilité, il est rare de trouver cette disposition. Quelquefois l'axe de l'utérus incline à droite ou à gauche, et on a alors cet état que l'on désigne sous le nom de *latéroversion.* La latéroversion droite est plus fréquente que la gauche ; d'autre part l'utérus est susceptible de prendre toutes les positions : se trouvant comprimé de tous côtés : en bas, en avant, à gauche, il se place où il peut, et lorsqu'il n'est pas en état de gestation, il se soumet à la position qui lui est imposée par les organes voisins, plus spécialement par le rectum, la vessie, ou par des tumeurs abdominales.

C'est ce qui fait que bien des dérangements, bien des malaises rebelles à toute ressource thérapeutique doivent leur cause aux déviations utérines ou à leurs applications.

Forme. — La forme de l'utérus varie selon l'âge, l'état de grossesse ou de maladie.

Avant et après la naissance, l'utérus a la forme d'un cylindre légèrement aplati d'avant en arrière et un peu

renflé à sa partie supérieure. Chez les jeunes fille pubè-
res, l'utérus a la forme d'une poire un peu allongée dans
le sens de son diamètre antéro-postérieur.

La forme de poire persiste chez les femmes qui ont été
mères, mais on remarque pourtant que l'utérus a une
forme un peu plus arrondie en haut, plus étroite, qu'il
est comme étranglé à sa partie du milieu ; il a alors
l'aspect d'une gourde de pèlerins.

Chez la femme en état de gestation, l'utérus change
de forme chaque mois, changement que l'accoucheur
cherche à établir rigoureusement pour en tirer de nombreuses déductions.

A mesure que la grossesse avance, l'utérus prend la
forme d'un ballon. De là le nom de globe utérin que l'on
donne fréquemment à l'utérus.

Division. -- L'utérus est divisé en trois régions : le
fond, le *corps* et le *col*. Le *fond* de l'utérus est cette
partie de l'organe qui s'étend de son extrémité supérieure
jusqu'à l'insertion de la trompe ; le *corps* est compris
entre l'insertion de la trompe et la partie plus étroite de
l'organe ; le *col* est toute la partie de l'organe située au-
dessous du corps. De ces trois segments, le *fond* est le
plus épais, le plus large et le plus court, le *col* est le plus
mince, le plus cylindrique et représente à peu près les
2/5 de la matrice ; le *corps* est aplati d'avant en arrière,
a la forme conique et représente la portion la plus considérable de l'organe.

La forme que nous venons d'assigner à l'utérus nous
permet de considérer deux faces, deux bords, deux extré-
mités et trois angles.

1° *Face antérieure*. — Convexe, lisse, elle présente une portion libre ou *péritonéale* et une portion qui est embrassée par le vagin ou *vaginale*. Sur cette face antérieure, on voit un rétrécissement correspondant au point de séparation entre le corps et le col.

2° *Face postérieure*. — Comme la précédente, elle est lisse, convexe, couverte en haut par le péritoine et embrassée par le vagin en bas ; elle offre aussi une partie plus étroite entre le col et le corps, mais le rétrécissement est moins prononcé qu'en avant.

3° *Bords latéraux*. — Un à droite, l'autre à gauche, ils sont convexes d'avant en arrière dans toutes les conditions physiologiques, mais si on les examine de haut en bas, on constate que chez les vierges ils sont droits, tandis que chez la femme qui a été mère, ils ont une convexité en dehors plus ou moins marquée, selon que l'on s'éloigne de l'époque de la grossesse.

4° *Extrémité supérieure*. — L'extrémité supérieure est connue sous le nom de *fond de l'utérus ;* elle est très fortement convexe d'avant en arrière et transversalement elle est revêtue entièrement par le péritoine ; c'est la partie qui se développe la première dans la gestation.

5° *Extrémité inférieure*. — L'extrémité inférieure fait saillie dans le vagin et possède à son centre une ouverture qui est l'orifice de l'utérus.

6° Des trois angles, deux sont supérieurs et latéraux. On les appelle encore tubaires, parce qu'ils sont situés près de l'insertion de la trompe utérine. Le troisième est inférieur et forme le col de l'utérus.

Col de l'utérus. — Le col utérin est la partie comprise

entre le corps et l'ouverture que l'on voit dans le vagin. Il est légèrement cylindrique, quelquefois il est gonflé dans sa partie médiane, ce qui le fait ressembler à un petit baril. Sa longueur est de 23 à 27 millimètres. Son volume est plus considérable que celui du corps et du fond, quand on l'examine chez les filles à peine nées.

Le vagin vient s'insérer sur le tiers inférieur du col de l'utérus, de manière qu'une partie du col fait une proéminence dans le vagin, de 9 à 14 millimètres en avant et de 14 à 16 en arrière. Cette portion du col appelée *portion vaginale* présente à son extrémité inférieure une ouverture qui est l'orifice inférieur de l'utérus et qui, à cause de sa conformation, est souvent appelée *museau de tanche.*

Chez les femmes nullipares, et spécialement chez les vierges, cet orifice est arrondi, imparfaitement ouvert, entouré de bords durs, lisses, réguliers. Chez les femmes qui ont eu des enfants, cet orifice est irrégulier ; les deux lèvres sont épaisses, inégales, portant de nombreuses échancrures, traces des déchirures subies pendant l'accouchement. On peut dire que plus une femme a eu d'enfants, plus son col est gros et l'orifice externe entr'ouvert.

Beaucoup d'auteurs ont avancé qu'à l'état physiologique il ne s'écoule aucune sécrétion par l'orifice cervical, mais cette proposition est trop absolue : car on voit souvent une quantité notable de mucus s'échapper de l'orifice externe d'utérus absolument sains.

L'orifice extérieur du col de l'utérus ou museau de tanche est quelquefois coupé de travers et divise le col en deux parties appelées lèvre antérieure et lèvre postérieure. La lèvre antérieure, plus longue de 7 millimètres que la postérieure, s'insinue davantage dans le vagin, et c'est ce qui contribue à déterminer l'obliquité de l'utérus par rapport à l'axe du vagin. Il y a des cas où la portion du col de l'utérus est si peu développée qu'on la dirait absente; dans d'autres cas, au contraire, il s'allonge au point de produire des indispositions que Huguier le premier a fait connaître (col tapioïde).

Cavité de l'utérus. — Si l'on fait une section de l'utérus de haut en bas, on remarque une très petite cavité par rapport au volume de l'organe. Dans l'utérus qui n'est pas en état de gestation, cette cavité est plutôt virtuelle que réelle, parce que les parois antérieure et postérieure sont contiguës, lisses, couvertes d'une muqueuse.

La cavité de l'utérus présente une capacité de trois cent cubes environ ; elle est divisée comme l'utérus lui-même en deux cavités : celle du corps et celle du col. La cavité du corps a une forme triangulaire et présente à chaque angle un orifice. Deux de ces orifices se trouvent un à droite, l'autre à gauche du fond de la cavité; ce sont les orifices des trompes. Le troisième orifice se trouve à l'angle inférieur; cette troisième ouverture établit une large ommunication entre la cavité du corps et la cavité du col, et est appelé *orifice interne* de l'utérus.

Cavité du col. — La cavité du col commence à l'orifice inférieur de la cavité du corps et finit à l'orifice vaginal ; sa longueur est de 27 à 34 millimètres. Sur ses parois antérieure et postérieure, on rencontre des rugosités qui constituent ce que l'on appelle *arbre de la vie* ou *lyre.* Dans les sillons qui séparent ces rugosités on rencontre de nombreuses glandes muquéuses et l'on remarque quelquefois une ou plusieurs vésicules arrondies, pleines de mucus transparent ; elles sont connues sous le nom d'*œuf de Naboth*, et ne sont autre chose que des follicules muqueux oblitérés.

Structure. — L'utérus est constitué en grande partie par un tissu qui lui est propre, par une membrane externe et une interne, et un grand nombre de vaisseaux de nerfs. Du tissu cellulaire unit ces diverses parties.

La membrane extérieure est fournie par le péritoine qui forme à l'utérus une enveloppe presque complète qui a reçu le nom de tunique séreuse ou péritonéale. Celle-ci, après avoir tapissé la face postérieure de la vessie, se replie sur l'utérus, sur sa face antérieure, formant ce que l'on appelle excavation ou *cul-de-sac vésico-utérin*.

Le cul-de-sac, chez l'adulte, est séparé du vagin par une distance de deux ou trois centimètres.

Après avoir recouvert le fond de l'utérus, le péritoine se replie sur la face postérieure de cet organe, descend vers l'insertion du vagin qu'il recouvre dans l'étendue d'un demi centimètre. En se repliant sur le rectum, le péritoine forme un nouveau *cul-de-sac*, appelé excavation *recto-utérine* dans laquelle on peut constater les *hématocèles recto-utérins* et les *grossesses extra-utérines*.

Sur les parties latérales le péritoine ne recouvre pas l'utérus, mais il se replie sur les vaisseaux et sur les organes qui arrivent et qui sortent de ses bords, produisant ainsi une cloison ou *ligament large*. En se repliant du vagin sur le rectum, le péritoine forme de chaque côté du col en arrière de petits plis qui sont les ligaments *recto-utérins* ou de *Douglas*. Poinsot, qui les a attentivement étudiés, a noté que le ligament de droite est plus large, mais en revanche plus court que le gauche, et il attribue à cette disposition l'inflexion de l'utérus à droite aussi bien dans certaines déviations que pendant la grossesse.

Structure de l'utérus. — Si l'on fait une section dans toute l'épaisseur de la paroi utérine, on trouve en allant de dehors en dedans : 1º l'enveloppe péritonéale ; 2º un tissu fibro-musculaire ; 3º la muqueuse.

L'enveloppe péritonéale dont nous avons déjà parlé est constituée par de grandes cellules endothéliales dont il est facile d'étudier la disposition au moyen de l'imprégnation dans une solution de nitrate d'argent.

Le parenchyme utérin est formé, pour le corps comme pour le col, de tissu conjonctif et de faisceaux de fibres musculaires lisses, entrecroisées dans divers sens. Ces derniers éléments sont beaucoup plus nombreux dans le corps que dans le col.

On a décrit plusieurs couches de ces faisceaux musculaires. Ceux-ci ne forment pas, quoi qu'on en ait dit, de plans à direction bien déterminée, les différentes couches obtenues au moyen du scalpel, sont constituées par des faisceaux irrégulièrement disposés. L'emploi de la purpurine en histologie nous a permis de mieux étudier la disposition des faisceaux musculaires dans l'utérus. Cette substance a la propriété de colorer fortement les muscles en rose, tandis qu'elle laisse à peu près incolores les fibres du tissu conjonctif. Sous l'influence de la grossesse, les fibres musculaires prennent un développement considérable et un aspect particulier, granulé, qui les rapproche un peu de l'aspect des fibres striés, comme Ranvier l'a fait observer depuis longtemps. Entre les faisceaux musculaires existent du tissu conjonctif, des vaisseaux sanguins et lymphatiques et des nerfs.

Vaisseaux sanguins. — L'utérus reçoit du sang artériel par deux voies différentes. Les artères destinées au col naissent de l'hypogastrique et prennent le nom d'*artères utérines.* Celles qui se rendent au corps proviennent de l'artère ovarienne, nommée par quelques anatomistes *utéro-ovariennes.* La vascularité de l'utérus est considérable. Les artères sont remarquables par leur disposition en hélice et par l'épaisseur de leurs parois.

Les veines acquièrent, sous l'influence de la grossesse, un énorme volume ; on leur a donné le nom de *sinus utérins.*

Lymphatiques. — Les vaisseaux lymphatiques offrent comme les veines, un volume considérable après l'accouchement ou sous l'influence de certains états pathologiques. Bien qu'ils s'anastomosent fréquemment entre eux, ceux du corps et du col ont une direction et une situation différentes. Les premiers plus superficiels se rendent aux ganglions lombaires. Les autres placés plus profondément dans le tissu des ligaments larges, aboutissent aux ganglions pelviens, surtout aux ganglions que l'on rencontre sur le bord de ces ligaments.

Cette disposition, mise en relief ces dernières années, éclaire d'un jour nouveau la pathogénie des inflammations péri-utérines. Si l'on examine ces vaisseaux chez les femmes qui meurent de péritonite, de métrite ou de phlébite utérine, on les voit tellement gros qu'il n'est pas nécessaire de les injecter pour les suivre; ils sont alors remplis d'un liquide lactescent dont la nature purulente n'est pas toujours évidente. D'après Léopold, les glandes de la muqueuse sont ainsi que les vaisseaux entourées de gaînes lymphatiques. Ces gaînes communiquent avec des espaces lymphatiques en rapport les uns avec les autres par des trajets plus rétrécis, appelés fentes lymphatiques.

Nerfs. — Les nerfs qui se rendent à l'utérus proviennent les uns du plexus rénal et mésentérique inférieur, les autres du plexus hypogastrique.

Le mode de terminaison des nerfs dans les muscles lisses est encore assez mal connu. L'utérus est un des plus mauvais objets d'étude pour ce genre de recherches, et les histologistes sont loin d'être d'accord au sujet de la façon dont se comportent ces terminaisons nerveuses dans le système musculaire lisse de l'utérus. Les uns soutiennent que les nerfs se terminent sur ou dans les muscles par une extrémité libre; d'autres, au contraire, admettent que les dernières fibrilles résultant de la division du nerf, formeraient un réseau terminal.

D'après Ranvier, les nerfs moteurs se divisent et se subdivisent jusqu'à donner des fibrilles qui vont se perdre à la surface des cellules musculaires lisses, en s'épanouissant et formant une arborisation terminale à laquelle il donne le nom de *tache motrice.* D'après ces faits, il y aurait une grande ressemblance entre la terminaison des fibres nerveuses, dans les muscles lisses et dans les muscles striés, la *tache motrice* des uns remplaçant la *plaque motrice* des autres.

Muqueuse. — Chez la femme, outre les différences in-
dividuelles, cette muqueuse varie à chaque instant, selon
qu'on l'étudie avant ou après les règles, à une époque
plus ou moins rapprochée de leur apparition, à l'état de
vacuité ou à une période variable de la grossesse, selon
enfin qu'on examine celle du corps ou celle du col.

Vers le milieu de l'intervalle menstruel, la muqueuse
du corps utérin ne consiste guère qu'en une couche de
cellules épithéliales cylindriques. Ces cellules pénètrent
de distance en distance dans le tissu sous-jacent, pour
former une série de glandes en tube. Les glandes du corps
de l'utérus sont tapissées par un épithélium cylindrique,
l'existence de cils vibratiles admise par la plupart des
auteurs est niée par Sinéty. Ces glandes rarement bifurquées se terminent par un seul cul-de-sac.

La muqueuse du col présente une disposition absolument différente de celle du corps. Déjà à l'œil nu on voit
les nombreux replis désignés sous le nom *d'arbre de la
vie*. Leur bord libre est tapissé par un épithélium vibratile. A mesure que celui-ci arrive à la face interne de
ces anfractuosités, il passe de l'état d'épithélium vibratile
à celui d'épithélium caliciforme. Les glandes du col dif-
fèrent essentiellement de celles du corps non seulement
par la forme de leur épithélium, mais encore par leur
structure elle-même ; celles du corps sont des glandes en
tube, rarement bifurquées, celles du col sont de véritables
glandes en grappe, se divisant en un grand nombre de
culs-de-sac.

A cette différence de structure correspond une différence de fonction.

Tandis que les glandes du corps utérin produisent un liquide peu consistant, filant, presque séreux, celles du col sécrètent un mucus épais, gélatiniforme, résistant à la pression, formant des masses semi-solides, comme on peut le constater sur le bouchon muqueux qui oblitère le col pendant la grossesse.

La disposition de la muqueuse du col utérin change à l'orifice externe. Celle du museau de tanche, c'est-à-dire tout le revêtement externe de la partie vaginale du col, est une muqueuse à épithélium pavimenteux stratifié, analogue à l'épithélium cutané. A l'état normal Sinety n'a pas rencontré de glandes dans la muqueuse qui revêt extérieurement le museau de tanche, sauf quelquefois dans le voisinage de l'orifice externe. Il arrive que la muqueuse interne du col devient externe dans certains points, alors des glandes se rencontrent en abondance plus ou moins loin de l'orifice; ces cas, désignés sous le nom d'ectropion de la muqueuse, doivent être considérés comme pathologiques; on les observe assez fréquemment à la suite de la métrite chronique.

MOYENS DE FIXITÉ DE L'UTÉRUS.

L'utérus est fixé aux parois de l'excavation pelvienne par des liens assez nombreux qui sont au nombre de huit, quatre de chaque côté, savoir : les ligaments vésico-utérins, les ligaments larges, les ligaments utéro-sacrés et les ligaments ronds.

Les ligaments vésico-utérins ou antérieurs sont constitués par un simple repli séreux qui se détache des parties latérales du fond de la vessie pour se porter du côté du col. Ils maintiennent le col en avant et ne peuvent s'opposer à ce que le fond de l'utérus se porte en arrière.

On entend par ligaments larges deux replis péritonéaux s'étendant des bords de l'utérus aux parties latérales du petit bassin. Ce repli se dirige comme l'utérus suivant l'axe du bassin. Il forme un mésentère pour l'utérus, aplati d'avant en arrière, présentant deux faces, l'une antérieure, l'autre postérieure, quatre bords, un supérieur, un inférieur, un troisième interne ou utérin, et enfin le quatrième est libre. Le bord supérieur se divise en trois replis ou ailerons. Le *postérieur* contient l'*ovaire* et son ligament; le *moyen*, le plus élevé et le plus considérable, contient la *trompe* et l'*antérieur* le *ligament rond*.

Le bord inférieur le moins étendu est en rapport avec le plancher du bassin et les bords latéraux du vagin et du col de l'utérus, de sorte que les suppurations qui ont lieu dans l'épaisseur du ligament large aboutissent bientôt à ce point du vagin, et le doigt peut ainsi les reconnaître.

Le bord interne est en contact avec l'utérus, et c'est là que les deux feuillets qui le constituent se dédoublent pour passer l'un en avant, l'autre en arrière et se rejoindre avec le repli du côté opposé.

Le bord externe est légèrement concave en dehors et regarde les parois latérales du bassin, d'où il reçoit, surtout en bas, les vaisseaux principaux qui vont à l'utérus. C'est par ce bord largement ouvert en bas que se propa-

gent les inflammations et les suppurations du ligament
large à la fosse iliaque et réciproquement, ce ligament
s'oppose à ce que l'utérus s'incline à droite ou à gauche.

Le *ligament utéro-sacré* ou *utéro-rectal* part du bord
postérieur et inférieur du col de l'utérus, se porte en
arrière en formant deux croissants qui se regardent en
circonscrivant un espace qui embrasse le rectum. Le ligament *utéro-sacré* droit est plus court que le gauche et
c'est encore là une cause qui fait incliner l'utérus à droite;
tous les deux se portent un peu en haut, et s'opposent
ainsi à la chute de l'utérus.

Les *ligaments ronds* sont deux cordons qui s'étendent
de l'utérus au pubis dans l'aileron antérieur du ligament
large. Suivant quelques auteurs, le ligament rond droit est
plus court que le gauche, ce qui expliquerait pourquoi
l'utérus gravide se porte plutôt à droite qu'à gauche.
Nous nous occuperons d'une façon plus détaillée de la
disposition, de la structure anatomique et de la physiologie de ces ligaments, quand nous décrirons l'opération
Alquié-Alexander.

DES DÉVIATIONS UTÉRINES.

Il y a déviation de l'utérus toutes les fois que l'axe de
cet organe ne correspond plus en tout ou en partie, à
celui du détroit supérieur du bassin. Selon M. Courty,
les déviations sont les changements qui se produisent
dans la direction de l'axe longitudinal de l'utérus par

rapport au détroit supérieur à l'excavation pelvienne et aux viscères qui y sont contenus.

Quand ce changement est peu considérable, il prend le nom de simple *inclinaison*, et plus particulièrement d'*obliquité* pour les inclinaisons latérales ; à un degré plus élevé, il conserve plus spécialement celui de déviation ; au plus haut degré, il reçoit celui de *version*.

Pour la désignation des déviations, on considère le fond de l'utérus et le côté de l'excavation qu'il regarde sans tenir compte du corps qui suit la direction du fond et du col dont la direction est opposée. Ainsi, si le fond descend en avant et que l'autre extrémité du levier, le col, se rencontre en arrière, il y a *antéversion*, et si c'est le fond qui plonge en arrière et le col qui se porte en avant, la *rétroversion* se produit.

Les déviations de l'utérus ne consistent pas seulement dans les déplacements précédents résultant d'un changement de direction de l'axe longitudinal de l'organe par rapport à l'axe du bassin, elles comprennent encore les flexions ou altérations de direction des diverses parties de l'axe de l'utérus, les unes par rapport aux autres. Les *flexions* impliquent une modification de forme, non un changement dans la situation et la direction de l'organe. En s'infléchissant sur lui-même, l'utérus peut conserver sa situation et sa direction, de même qu'il peut s'en écarter. C'est encore d'après la direction du corps qu'on désigne les flexions. Il y a *antéflexion* lorsque, le col restant sensiblement dans l'axe du vagin, le fond de l'utérus s'infléchit vers le pubis. L'organe est replié sur lui-même et il en résulte un angle à sinus antérieur. Dans la *rétroflexion*,

le corps se porte en arrière plus ou moins bas, et le sinus
de l'angle est postérieur et ordinairement inférieur.

Dans les flexions latérales, l'utérus est fléchi sur un de
ses côtés, et l'angle rentrant dû à cette innovation se
trouve à droite ou à gauche. Il existe par conséquent,
pour les versions comme pour les flexions, quatre directions principales, entre lesquelles on peut se figurer des
directions intermédiaires. Celles-ci n'ont qu'un médiocre
intérêt : au point de vue pratique, les versions latérales
et les latéroflexions sont loin d'avoir la même importance
que les antéversions, les antéflexions, les rétroversions
et les rétroflexions.

Les déplacements de l'utérus sont étroitement liés à
ses conditions anatomiques, ils sont la conséquence morbide de sa mobilité normale, et l'antéversion en particulier n'est que l'exagération de l'inclinaison légère en
avant de l'organe, inclinaison qu'on peut dire naturelle,
tant elle est fréquente. L'étiologie de ces lésions mécaniques est encore obscure et sur plus d'un point la conception théorique a suppléé à l'observation anatomique en ce
qui concerne, par exemple, le rôle des ligaments utérins
dans les déplacements.

Étiologie. — L'étiologie des flexions est la plupart du
temps la même que celle de la métrite chronique, ce qui
nous explique pourquoi ces deux affections sont si souvent associées. C'est principalement chez les femmes de
30 à 35 ans, qu'on les rencontre; en effet, dans le traitement on doit tenir compte, plus que des changements de
direction de l'organe, de la métrite, du prolapsus des
annexes sains ou enflammés, de la péri-salpingite, et sur-

tout de l'excès de mobilité utérine due à la laxité des ligaments.

Parmi les causes des déviations, Scanzoni attache une
certaine importance aux mariages trop précoces. Les
grossesses répétées ou les avortements fréquents et mal
soignés en sont ordinairement le point de départ. Après
l'accouchement, le tissu utérin est ramolli, d'où la facilité
de voir se développer des flexions, sous l'influence de la
pression abdominale. Cette cause agit en sens inverse
selon que la vessie est pleine ou vide, le fond de l'utérus étant porté en arrière dans le premier cas, en avant
dans le second. Si les tissus sont normaux ou indurés, on
aura une version ; s'ils sont ramollis, au contraire, la
flexion se produira de préférence.

On observe plus fréquemment les déviations utérines
chez les femmes qui n'ont pas allaité. Chez elles, en effet,
l'utérus revient moins vite à ses dimensions normales
après l'accouchement que chez celles qui nourrissent.
Les corps fibreux, selon leur situation, entraîneront l'antéflexion ou la rétroflexion, et plutôt cette dernière à cause
de leur siège de prédilection sur la paroi postérieure.

L'antéflexion coïncide quelquefois avec un développement incomplet de l'utérus. On l'observe de préférence
chez les nullipares ainsi que l'antéversion.

Les déviations en arrière (rétroflexion et rétroversion)
sont rares chez les nullipares ; elles se produisent le plus
souvent que les autres, subitement sous l'influence d'un
accident, d'une chute ou d'un effort exagéré.

Nonat divise les causes des déviations en physiologiques, en anatomiques et en traumatiques. Les premiè-

res, qui sont les moins intéressantes, ont trait aux constitutions et aux tempéraments. On dit que le tempérament lymphatique prédispose aux déviations ; bien que vraisemblable, le fait n'est rien moins que prouvé. Des causes anatomiques, les unes sont intrinsèques et siègent dans le tissu de l'utérus ou dans sa cavité ; les autres, extrinsèques, ont leur siège dans le voisinage de l'organe. On comprend aisément que l'hypertrophie d'une paroi, en augmentant sa densité, prédispose au déplacement lorsque d'autres causes, ramollissement, atrophie, agissent en sens contraire sur un point opposé de la matrice.

On a déjà dit que l'accouchement avant terme ou prématuré est la cause la plus fréquente des déplacements de la matrice ; cette cause agit de différentes façons. Si l'involution est incomplète ou se fait inégalement suivant les segments de l'utérus, le poids agira sur un levier plus long constitué par le corps alors plus volumineux et et plus mou, et en déterminera la chute, soit en antéversion, soit en antéflexion antérieure ou postérieure.

Les mêmes causes qui déterminent la métrite, que Chomel a décrite sous le nom de *post-puerpérale*, exposent à des déviations qui, en raison des conditions amenées par la grossesse, peuvent s'accompagner de pelvi-péritonite (1).

1. Extrait du *Répertoire universel d'osbtétrique et de Gynécologie*, 1886. *Société médicale* russe de Saint Pétersbourg.

W. S. Kemarsky, sur la péritonite chronique ; Etude sur les autopsies faites par le professeur Kirlow.

On a trouvé des signes de la péritonite pelvienne plus ou moins

En dehors de la puerpéralité et de la métropéritonite *post-puerpérale* figurent encore au nombre des causes extrinsèques, les adhérences, les brides résultant de quelque péritonite partielle. Les tumeurs du bassin, les kystes ovariques ou péritonéaux ; les hématocèles péri-utérins peuvent agir mécaniquement sur l'utérus et le déplacer dans divers sens.

La laxité des insertions, résultat des modifications amenées par la grossesse, prédispose la matrice aux déviations. Voyons quelle est la part réelle des ligaments de l'utérus dans les déplacements. Dans l'antéversion, dit Aran, l'utérus est maintenu solidement, à la fois par les ligaments sus-pubiens et par les ligaments utéro-sacrés : aussitôt qu'on essaye de rendre à l'utérus sa position normale, les ligaments sus-pubiens qui sont raccourcis, se tendent et avec eux les ligaments utéro-sacrés: l'utérus ne reprend pas sa place entièrement pour cela ; il est seulement moins antéversé, de sorte que le raccourcissement des ligaments utéro-sacrés est par le fait la cause principale de l'antéversion ; aussi leur section permet de donner à l'utérus telle position que l'on désire.

Dans la rétroversion des ligaments sus-pubiens et utéro-sacrés sont relâchés et ramollis, ainsi que les liga-

récente : selon Bugel 90 % sur 600 autopsies, selon Aran 55 % sur 100 autopsies.

Les signes de la maladie sont : périmérite chronique, adhérence fibreuse de l'utérus aux organes voisins, d'où dérivent les positions vicieuses parmi lesquelles figurent les rétroflexions (76 %), les rétroversions (45 %).

On n'observe pas d'adhérences de l'utérus à la vessie.

ments larges, au milieu de ce relâchement de tous les ligaments, l'adhérence de la vessie à l'utérus l'emporte et entraîne le col en avant et en haut. Dans la latéroversion le ligament large correspondant à l'inclinaison est constamment raccourci ; le ligament sus-pubien correspondant, relâché ou raccourci ; le ligament sus-pubien opposé, tendu ou allongé ; le ligament utéro-sacré correspondant, atrophié en partie ; le ligament utéro-sacré du côté opposé, tendu et raccourci.

Quoi qu'il en soit, le déplacement étant produit, les ligaments, modifiés dans leur longueur et leur structure, entretiennent la déviation ; et la position vicieuse de l'utérus entretient à son tour l'altération de ses attaches.

Enfin les déviations utérines sont souvent produites par des causes traumatiques, dont les unes agissent directement et les autres indirectement. Parmi les causes directes figurent les tractions exercées sur le fœtus ou sur un corps fibreux, le refoulement du corps par le coït, dont la répétition finit par déterminer la rétroversion de l'organe.

Cet accident est lié à la disproportion des organes sexuels. En dehors de cette condition MM. Demarquay et Saint-Vel ont observé la rétroflexion chez des femmes dont le vagin trop court permet au doigt à peine introduit de buter sur le col. Dans le coït, le pénis, disproportionné ou non, passe en arrière du col, déprime le corps à la jonction avec celui-ci et par la répétition de l'acte détermine la flexion en arrière.

Les autres causes traumatiques sont indirectes et semblables à celles qui occasionnent des hernies. Telles sont les chutes sur le siège, le saut, les exercices d'équitation, les efforts de tout genre.

Symptomatologie. — Si l'étiologie des versions et des flexions utérines contient tant de points obscurs, la symptomatologie n'en est pas moins pleine d'incertitudes, en ce qui concerne les signes subjectifs. Les signes objectifs, au contraire, permettent presque toujours de poser avec précision le diagnostic des différentes variétés de déplacements. Les symptômes subjectifs généraux et locaux des lésions mécaniques de la matrice ne se distinguent pas de ceux qui dépendent d'autres lésions de l'organe. Ce qui ne contribue pas peu à l'obscurité de la symptomatologie, c'est que des versions et des flexions légères déterminent des symptômes très accentués, tandis que d'autres plus prononcées et compliquées même d'un certain abaissement et de brides péritonéales dues à une pelvi-péritonite antérieure peuvent rester des années sans s'accuser par des manifestations susceptibles d'éveiller l'attention.

Dans l'antéversion et la rétroversion, les symptômes accusés sont une pesanteur dans le bas-ventre, augmentant dans la marche et la position debout, des douleurs de reins, des tiraillements à la région sacrée et quelquefois aux aînes, de la constipation, parfois de la douleur dans la défécation, des envies fréquentes d'uriner ou même de la rétention d'urine. Certaines malades atteintes d'antéversion ont, en se levant, la sensation du poids de la matrice tombant sur la vessie. Dans la rétroversion la constipation serait plus prononcée à cause de la compression exercée sur le rectum ; l'envie fréquente d'uriner désignerait plutôt l'antéversion ; le ténesme vésical et la dysurie, plutôt la rétroversion dans laquelle le col utérin vient appuyer sur le col vésical ; mais comme le fait remarquer M. Courty, l'utérus conservant souvent son obliquité (fond à droite) dans la rétroversion, l'urèthre échappe alors à la pression exercée par le col appliqué contre le pubis.

Avec les flexions se retrouvent les mêmes symptômes qu'avec les versions : la constipation, les douleurs lors de la défécation, des envies très fréquentes d'uriner, des douleurs lors de la miction, des irradiations névralgiques, des douleurs de reins, des tiraillements vers le sacrum, de la pesanteur dans le bas-ventre.

Quelle est la valeur de la dysménorrhée dans la symptomatologie des flexions utérines ? Mme Boivin et Dugès, Paul Dubois, ont considéré l'irrégularité de la menstruation comme caractéristique de ces déformations. La dysménorrhée est plus rare dans la rétroflexion, ce qui pourrait s'expliquer d'après Goupil par l'angle de flexion, beaucoup moindre d'ordinaire que dans l'antéflexion. Dans celle-ci, les douleurs dysménorrhéïques s'expliquent par le rétrécissement de l'orifice cervical supérieur que produit la flexion.

Une condition qui, bien que rare, n'est pas sans influence sur les manifestations morbides de la rétroversion, c'est la mobilité extrême de l'utérus désignée par Aran sous le nom d'*état indifférent de l'utérus*. Dans cet état, qui implique l'absence de toute adhérence, l'utérus obéit avec la plus grande facilité aux sollicitations de la pesanteur et peut garder un certain temps la position nouvelle qu'on lui donne. Cet état indifférent n'est que l'exagération de la mobilité utérine rencontrée à des degrés variables.

La rétroversion se distingue nettement de l'état indifférent, en ce que l'utérus, ramené mécaniquement en avant et avec peine dans la direction verticale, s'écarte de celle-ci, dès qu'il n'est plus maintenu pour reprendre immédiatement sa position anormale.

Voyons à présent si les déviations et les flexions utérines ont une symptomatologie qui constitue des états morbides réclamant un traitement spécial, ou bien si elles ne constituent au contraire que de pures déviations de l'état normal, sans importance et dont les manifestations symptomatiques ne sont qu'apparentes et appartiennent aux états morbides concomitants ou compliquant le déplacement.

Les médecins ont été longtemps divisés en deux camps : les uns, ne niant pas l'existence matérielle des déviations, les considéraient comme des anomalies anatomiques et physiologiques, n'ayant au point de vue pathologique et thérapeutique qu'une importance secondaire; les accidents qui les accompagnent étaient attribués à quelque état morbide de l'utérus, tel que l'engorgement, l'abaissement, l'ulcération, l'épaississement d'une paroi du corps utérin ou l'amincissement de la paroi.

D'autres médecins, frappés surtout de la rapidité avec laquelle un traitement mécanique, qui replace et maintient l'utérus dans sa direction normale, fait cesser les accidents des déviations, étaient portés à leur accorder une grande importance pathologique et à tenir peu compte

des états morbides concomitants et de leur symptomatologie.

La gynécologie, dit M. Pozzi, devenue plus analytique
et partant plus éclectique, tend à rendre à chacun de ces
états morbides la place qui lui est due ; elle fait, en outre,
intervenir des éléments nouveaux ou à peu près ignorés
jusqu'ici, résultant de l'état pathologique des *annexes*.

ANTÉVERSION.

L'antéversion de l'utérus en dehors de la grossesse est
une disposition d'après laquelle le fond de l'organe est
projeté en avant, se couche derrière le pubis, sur la vessie, et le col en arrière en contact avec le rectum. Dans
l'antéversion le corps de l'utérus tombe en avant sans
que l'axe de ce viscère change sa direction normale. Ce
fait est plus fréquent qu'on ne l'avait supposé. L'utérus
est ordinairement alors augmenté de volume par un certain degré de métrite. Il existe souvent un exsudat péri-
métritique vers un des pôles de l'organe, soit en avant,
au niveau du fond, soit en arrière, au niveau du col, qui
fixe l'utérus dans sa mauvaise position. Cet exsudat est
la suite de couches ou d'avortement, et, en augmentant le
volume et le poids du corps, en détermine la chute.

La grande cause de l'antéversion réside dans les changements de structure de l'utérus après l'accouchement
ou l'avortement et dans une involution vicieuse, amenée
par une légère infection. Quelquefois c'est la périmétrite puerpérale antérieure qui a donné lieu à des exsudats

qui fixent le fond de l'utérus en avant, d'autres fois c'est
la métrite postérieure qui par ses suites fixe le col en
arrière, ou bien une métrite parenchymateuse : l'organe
prend cette attitude quand il est encore malléable et la
conserve parce que sa tonicité normale n'est pas reve-
nue ; les adhérences péritonéales viennent enfin l'y
fixer.

Symptomes. — Les symptômes sont peu accusés. Si
l'utérus presse beaucoup sur le col de la vessie ou sur
l'urèthre, il en résulte de la rétention d'urine, et du ténesme vésical et rectal, la malade se plaint de difficulté pour
uriner, comme pour aller à la garde-robe. La malade
accuse une pesanteur dans le bassin ; la marche est ren-
due difficile; ces symptômes sont attribuables à la mobilité utérine et à l'entéroptose qui en résulte; c'est ce qui
prouve bien l'efficacité de l'immobilisation par le pessaire ou la ceinture.

Diagnostic. — Levret avoue que, dans le seul cas d'antéversion qu'il rencontra, il fit une erreur de diagnostic.
Il prit l'utérus pour un calcul vésical; un bon moyen
de se mettre en garde contre une pareille erreur c'est la
palpation bimanuelle; le doigt vaginal cherche l'orifice du col très en arrière contre le cul-de-sac postérieur, puis se reportant en avant, il sent le corps à travers le cul-de-sac antérieur et peut le suivre sur sa face
antérieure, tandis que la main placée sur le pubis explore
sa face postérieure couchée horizontalement. L'introduction de l'hystéromètre est difficile et n'est généralement
pas nécessaire, mais dans les cas douteux il sera d'un
grand secours pour éclairer le diagnostic.

On distinguera facilement cette affection de la rétro-version, parce que dans cette dernière le doigt rencontrera le col utérin en avant et la grosse extrémité de la matrice en arrière. Pour faciliter l'accès de la sonde dans le museau de tanche, on pourra alors saisir la lèvre antérieure avec une pince tire-balle et abaisser l'organe très légèrement. Le toucher rectal donnera aussi en pareil cas d'utiles renseignements en faisant connaître si le corps utérin est ou non en situation normale.

TRAITEMENT. — C'est la métrite qui cause et entretient l'antéversion ; c'est à elle que doivent s'adresser les moyens de traitement, s'il n'existe pas d'inflammation aiguë autour de l'utérus ou du côté des trompes, avant d'instituer un traitement énergique de la muqueuse utérine.

On commencerait le traitement par des douches vaginales très chaudes, les tampons glycérinés, les bains de siège fréquents et les vésicatoires répétés sur le bas-ventre.

Quand tout symptôme aigu sera dissipé on fera le curettage et l'injection avec le perchlorure de fer ou la glycérine créosotée au tiers ou au dixième, ou encore avec la teinture d'iode. L'antéversion étant une simple exagération de l'état normal, il n'y a pas à faire de *réductions*. Si la métrite étant guérie, des douleurs persistent nous devons conclure que cela dépend de l'entéroptose due à la laxité des ligaments.

Il faut immobiliser et soutenir l'organe, soit à travers les parois abdominales, soit par le vagin.

La meilleure ceinture dans les déviations en avant est

la ceinture hypogastrique à pelote mobile. Le meilleur pessaire dans l'antéversion est celui de Dumontpallier (ou de Mayer) formé d'un anneau de caoutchouc élastique. Ce pessaire ne blesse pas la malade, on peut sans inconvénients le laisser en place deux ou trois mois ; il n'empêche ni le coït ni la fécondation. Mais il ne faut jamais oublier, avant de recourir aux moyens mécaniques, que ceux-ci sont une arme à double tranchant surtout dans les cas où le déplacement est entretenu par des exsudats paramétritiques ; alors le pessaire peut aggraver les souffrances par la pression mécanique qu'il exerce.

Dans tous les cas, quand on croit ce traitement mécanique indispensable, c'est à l'anneau de Mayer ou de Dumontpallier, qui maintient assez au centre le col de l'utérus, qu'il faut recourir.

ANTÉFLEXION.

On dit qu'il y a antéflexion toutes les fois que, le col de l'utérus restant sensiblement dans l'axe du vagin, le fond s'infléchit vers le pubis. Ce déplacement est l'exagération de l'état normal de courbure, en avant.

Il existe, au point de vue de l'étiologie, deux sortes d'antéflexions : *congénitale* et *acquise*.

Dans la première enfance, comme chez le fœtus, il y a une courbure exagérée de l'organe dont le corps est alors petit, relativement au col déjà très développé. Il suffit qu'au moment de la puberté la croissance de l'utérus se fasse irrégulièrement, que la paroi antérieure soit en retard sur la paroi postérieure, pour que l'antéflexion dite *congénitale* se manifeste, on a vu coïncider cette antéflexion congénitale avec l'hypoplasie de tous les organes génitaux de l'étroitesse du bassin.

Les antéflexions congénitales ne présentent pas un angle aussi aigu que les antéflexions acquises ; elles appartiennent généralement aux variétés dites par Gaillard Thomas *flexions corporelles* et *flexions cervicales*.

L'antéflexion peut être *acquise* au moment de la puberté si, quand l'utérus se gonfle et se ramollit sous l'influence des premières règles, l'hygiène de jeune fille est mauvaise ; telles que les fatigues excessives, l'équitation, la masturbation et toutes les causes de la *métrite virginale*. Une des causes vraisemblables, selon E. Martin, des antéflexions, serait l'absence d'involution suffisante de la paroi postérieure de l'utérus après l'accouchement ou l'avortement; cette absence d'involution serait à son tour causée par des débris de membranes ou de placenta, amenant une infection locale plus intense au niveau de leur implantation. E. Martin et Schultze donnent une grande importance à la paramétrite postérieure, siégeant au niveau des ligaments utéro-sacrés et amenant leur rétraction. Quant à l'origine de la paramétrite postérieure, ils l'attribuent le plus souvent à l'infection puerpérale ou gonorrhéique. Pozzi croit que le plus souvent elle est due à une péri-salpingite autour des annexes malades. Les adhérences qui en résultent et qui fixent le col fortement en arrière font alors basculer en avant et amènent la flexion du corps au niveau de l'isthme affaibli par la métrite concomitante, tandis que le col hypertrophié et sclérosé par une inflammation ancienne, reste rigide.

Ce qui est certain, pour que l'antéversion ou l'anté-flexion se produise, il faut que le fond de l'utérus devienne plus lourd que de coutume, ou bien qu'une cause exté-rieure vienne déterminer cette déviation. La vacuité de la vessie, le relâchement des ligaments, par suite de gros-sesses antérieures, une accumulation de matières fécales dans le rectum venant peser sur le fond de l'utérus, une tumeur fibreuse des tumeurs rétro-utérines, une chute, les secousses d'une voiture trop dure sont des causes capables de produire l'antéflexion.

Symptomes. — L'antéflexion d'origine congénitale amène de l'*aménorrhée* ou un retard dans l'apparition des règles, quand elle coïncide avec la petitesse des organes génitaux internes. D'autres fois, le flux sanguin ayant son abondance normale, des phénomènes de *dysménorrhée* prennent naissance, et les menstruations sont si diffi-ciles, pénibles et douloureuses, qu'elles constituent réelle-ment une affection distincte, qui réclame une place à part dans le traitement.

Parmi les symptômes de l'antéflexion on note la dysurie et quelquefois la rétention d'urine. Mais cet accident est rare. On note fréquemment la douleur pendant les rap-ports conjugaux, ou *dyspareunia* (Barnes) ; la stérilité est la règle, et si la conception se produit, l'avortement est à redouter.

Dans certains cas d'antéflexion selon Duplay l'épais-seur de la cloison vésico-utérine est notablement dimi-nuée et dans certains cas d'antéflexions il se forme des adhérences étendues entre les deux surfaces mises au contact par la flexion.

DIAGNOSTIC. — Lorsque les parois de l'abdomen sont minces et relâchées, on réussit souvent, en exerçant une pression de haut en bas et d'avant en arrière, à pousser l'utérus contre le doigt explorateur introduit dans le vagin.

Dans cette déviation, s'il s'agit du type le plus fréquent des antéflexions acquises ou *antéflexions corporelles*, la portion vaginale est davantage dans la direction de l'axe du bassin ; elle est molle, plus tendue, l'orifice utérin plus ou moins ouvert et au travers de la paroi supérieure du vagin on ne sent pas le corps de l'utérus, mais le fond de cet organe formant une tumeur arrondie ordinairement mobile. Entre cette tumeur et la portion vaginale se trouve un intervalle d'environ 15 millimmètres, mou et souple, correspondant à l'angle de l'inflexion, intervalle dans lequel on ne sent pas le tissu compact de l'utérus, alors que, dans l'antéversion on poursuit sans interruption ce tissu, depuis le col de l'utérus jusqu'à la symphyse.

Dans l'*antéflexion cervicale*, le col de l'utérus est oblique de haut en bas et d'avant en arrière, l'orifice regardant directement en haut et en avant ; avec la seule exploration digitale du col on pourrait croire à une rétroversion ; mais la palpation bimanuelle décèle le corps à sa place normale.

Dans l'antéflexion *cervico-corporelle* la direction du col est la même que la précédente, mais le corps est aussi courbé en avant et se cache derrière le pubis. Parfois, l'utérus est tellement enroulé sur lui-même qu'on ne peut pas toucher l'angle de flexion, et qu'il forme une sorte de masse globuleuse que l'on pourrait très bien prendre pour un *corps fibreux* ou une *induration inflammatoire*. Le cathétérisme sera alors indispensable ; on facilitera l'introduction de la sonde en saisissant le col avec des pinces et en l'attirant un peu en arrière et en bas ; la sonde devra être introduite dans une direction tout-à-fait inaccoutumée, c'est-à-dire d'arrière en avant et presque horizontalement. Il faudrait bien se garder d'avoir recours à ce mode d'examen, s'il y a lieu de soupçonner une grossesse.

Un gros *calcul de la vessie* déprimant le cul-de-sac vaginal antérieur ne serait pris pour une antéflexion que si l'on négligeait à la fois l'examen méthodique de l'utérus et le cathétérisme vésical. Enfin nous devons ajouter que les flexions de l'utérus, lorsqu'elles sont compliquées d'une altération du tissu de l'organe sont ordinairement accompagnées de ménorrhagies et de métrorrhagies, de leucorrhée abondante et de violentes coliques.

Traitement. — Généralement *l'antéflexion acquise* ne fait souffrir que par l'inflammation surajoutée ou par la pression sur la vessie et l'excès de mobilité utérine. Dans le plus grand nombre des cas il suffira d'une ceinture ou d'un pessaire, la réplétion de la vessie, ou la déplétion du rectum, sans qu'une réduction préalable soit nécessaire.

Si le déplacement est causé par une métrite, un traitement antiphlogistique, le curettage suivi d'injection iodée pourra suffire. Scanzoni prétend qu'il est rarement au pouvoir du médecin de guérir complètement cette maladie, mais dans ces derniers temps *l'amputation biconi-*

que et l'excision de la muqueuse selon le procédé de Schrœder, qui amène une involution progressive, fera disparaître les symptômes morbides qu'on pouvait attribuer à la déviation. Selon Pozzi, les bons résultats acquis par M. Sims avec sa discission *sagittale* du col, qui a joui d'une si grande vogue, doivent être attribués à l'action indirecte de l'opération sur l'involution de l'utérus atteint de métrite chronique, plutôt qu'au rétablissement du calibre du col.

L'antéflexion congénitale réclame l'intervention du médecin, pour remédier à la dysmémorrhée et à la stérilité.

Le redressement et la dilatation ont été préconisés ; dans le cas où l'on voudrait recourir au redressement, il faut commencer par l'introduction de tiges de laminaire tenues en solution éthérée d'iodoforme au 10 0/0 pendant 12 heures au moins. Il faut d'abord s'assurer exactement avec la sonde de la perméabilité, de la direction du canal cervico-utérin, et établir qu'il n'y a pas d'adhérences étendues entre les deux surfaces mises au contact par la flexion.

Le rôle principal des tiges de laminaire iodoformée est de ramollir les tissus, de les rendre plus malléables en vue du redressement ultérieur. Après avoir élargi et un peu rectifié l'axe utérin, on doit continuer à passer des bougies de Hégar deux ou trois fois par semaine, on s'arrêtera après les bougies du n° 10 ou 12.

PESSAIRES. — Outre les pessaires qu'on a proposé pour l'antéversion, et qui indifféremment s'appliquent à l'antéflexion, on en a décrit de spéciaux pour cette dernière déviation.

Thomas a inventé un instrument compliqué formé par un pessaire de Hodge supportant une cuvette d'où part une tige intra-utérine. Nauche recommande l'emploi d'un pessaire en *bilboquet,* dont la partie supérieure serait creusée de façon à recevoir le col.

Le pessaire *à tige* est préconisé par Simpson, Valleix et d'autres, mais Scanzoni, Churchill et même Pozzi, croient ces moyens rarement utiles, et quelquefois nuisibles. Le pessaire de Fehling est un tube de verre épais, fenêtré, pourvu d'un pavillon, et légèrement incurvé, ou le remplit de poudre d'iodoforme maintenue par une boulette d'ouate, et on l'introduit dans l'utérus en ayant soin qu'il soit plus court d'environ 1/2 centimètre que la cavité de l'organe préalablement mesurée. La malade est tenue en observation au lit pendant huit jours ; après quoi on peut lui permettre de se lever ; d'après l'auteur on n'a pas besoin d'enlever le pessaire avant huit ou dix mois : Pozzi croit ce délai trop long parce que l'effet utile doit être produit au bout d'un ou deux mois au plus.

Simpson a conseillé l'usage de pessaires intra-utérins formés de deux tiges accollées, l'une de zinc, l'autre de cuivre. Ce chirurgien attachait une certaine importance aux courants électriques qui se développent dans ces conditions. On a également tenté (Dr Apostoli) la guérison des déviations utérines au moyen de l'électricité, le pôle négatif étant introduit dans la cavité cervicale et le pôle positif dans le vagin. Sinéty dit avoir obtenu de bons résultats dans les dysménorrhées douloureuses par l'emploi des courants induits faibles, un des pôles étant appliqué sur l'extrémité du museau de tanche, l'autre sur les parois abdominales.

Quelquefois c'est la dysménorrhée qui s'impose dans ces déviations ; souvent la patiente est en proie à des angoisses inexprimables et semble soumise à de véritables paroxysmes, comme les douleurs de l'accouchement. A ces douloureuses sensations se joignent la céphalalgie connue sous le nom de *clou hystérique*. Bien souvent cette forme de dysménorrhée est d'origine ovarienne et non utérine ; on aura alors recours à la *castration* ou opé-ration de Battey.

Antéflexions congénitales. — Dans le traitement des antéflexions congénitales le médecin doit avoir toujours présent à l'esprit les causes qui les produisent et en même temps porter remède aux deux principaux symp-tômes, la dysménorrhée et la stérilité. Dans certaines circonstances la souffrance est le seul symptôme nota-ble ; elle se rencontre plus fréquemment chez les jeunes femmes, et la cause des douleurs réside dans la sténose de l'orifice ; le col de l'utérus a une forme conique.

On comprend facilement que ces symptômes soient améliorés par la dilatation graduelle du conduit cervi-cal. De cette façon le sang de la menstruation pourra passer avec moins de douleurs. Sims soutient *la théorie fondée sur ce principe :* « *nulla dysmenorrea nisi mecca-nica* » à son tour le liquide fécondant pourra plus facile-ment arriver en haut, et on aura une plus grande pro-babilité de fécondation.

Pour remédier à ces cas on a longtemps pratiqué *l'in-cision bilatérale* avec le métrotome de James Simpson, l'hystérotome de Collin, ou les ciseaux de Kuchenmeister, mais le résultat n'est pas durable, car la cicatrisation rétablit à peu près l'état primitif. La *stomatoplastie* qui consiste dans l'amputation du col à lambeau biconique est pour M. Pozzi de beaucoup préférable.

Déviation en arrière.

Ces déplacements (*rétroversion* ou *rétroflexion*) sont la contre-partie de ceux décrits précédemment. Il semblerait, d'après Jourdon et Martin (le jeune) qu'ils n'ont pas été inconnus des anciens ; mais leurs successeurs perdirent tout à fait de vue ces affections, et les travaux de Villis, Hunter (1754), Desgranges, de Lyon (1785), Grégoire (1747), Richet, sont venus jeter une nouvelle lumière sur ces déplacements.

Quelques auteurs prétendent que les déplacements en arrière sont plus fréquents (Pozzi, Winckel, Lohlein) tandis que d'autres (Churchill, Ashwell, Meigs, Sims, Oldham) ne partagent pas cette opinion.

Rétroversion.

Dans la rétroversion le corps de l'utérus descend en arrière dans l'espace compris entre les replis de Douglas, tandis que le col et la portion vaginale se rapprochent de la paroi abdominale antérieure et remontent jusqu'à la hauteur de la symphyse pubienne.

Les conditions nécessaires à la production de ces différents modes de déplacements sont : le relâchement des parois vaginales, une augmentation dans le poids du fond de l'utérus par la présence de tumeurs fibreuses, adhérences péritonéales du corps avec la paroi pelvienne postérieure, des épanchements considérables entre la vessie et la portion antérieure de la matrice. La cause la plus fréquente consiste dans le retard de l'involution post-puerpérale ; les ligaments ont alors subi un relâchement, tandis que la matrice congestionnée par la métrite augmente son poids et la pelvi-péritonite postérieure consécutive produit des adhérences qui viennent fixer l'organe dans cette position anormale. D'après Demarquay et Saint-Vel, Pozzi, il existe une rétroversion traumatique indépendante de tout état morbide concomittant, pouvant se traduire par les symptômes les plus pénibles, et qu'un traitement mécanique peut modifier et même guérir.

SYMPTOMES. — Quand la rétroversion se produit brusquement à la suite d'une chute, d'un effort, la femme est prise de douleurs subites, et d'impossibilité de marcher, ces symptômes cessent avec l'introduction d'un pessaire. Dans ces rétroversions traumatiques les femmes sentent comme un poids qui s'affaisse dans le bassin, sensation accompagnée de vives douleurs et quelquefois de nausées et de vomissements. Plus tard, des douleurs moins vives sont ressenties dans la région sacrée et dans les fesses dès que les malades se lèvent ; elles augmentent par la marche qui devient même impossible, et si l'art n'intervient pas, certaines malades sont condamnées à garder le lit pendant des mois et des années.

Quand la déviation est acquise progressivement, ses

symptômes se confondent d'ordinaire avec ceux de la métrite ou de la paramétrite circonscrite qui lui ont donné naissance. La stérilité est la règle.

Diagnostic. — La rétroversion est de toutes les déviations celle dont le diagnostic est le plus aisé. Le doigt introduit dans le vagin atteint la lèvre ou la face postérieure du col tournée en avant et un peu en haut vers le pubis ; le cul-de-sac antérieur est libre et plus éloigné qu'à l'état normal ; le cul-de-sac postérieur est abaissé et repoussé par le corps de l'utérus dont le fond est renversé sur le promontoire du sacrum. Le toucher rectal n'est nécessaire que pour constater le degré de compression subie par l'intestin et se rendre compte du volume de l'utérus. Le cathétérisme n'est utile que pour éclairer dans des cas douteux, par exemple adhérence vicieuse qui maintient le col dirigé et fixe en avant. Nauche cite un cas de grossesse extra-utérine prise pour une déviation de l'utérus en arrière par A. Dubois, Dupuytren, Lisfranc, Capuron, Maygrier et Landé. Un myôme développé dans la paroi postérieure de la matrice, une pelvi-péritonite peuvent être confondus avec une rétroversion ; la sonde utérine permet dans tous ces cas d'éviter l'erreur.

Traitement. — Le traitement des rétroversions étant à peu près le même que celui des rétroflexions nous en parlerons en traitant de ces dernières.

RÉTROFLEXION.

Etiologie. — Bien que la rétroflexion remonte rarement à l'enfance ou à la puberté, on la voit quelquefois suivre la métrite virginale ; la constipation habituelle et la masturbation favorisent son développement (Fritsch).

Le plus grand nombre des femmes que nous avons traitées, dit Scanzoni, étaient des femmes mariées ; c'est, en effet, chez elles qu'on peut trouver le plus de traces des altérations d'organes qui sont la conséquence d'accouchements nombreux ou difficiles ou de grossesses fréquentes. Ce qui tout d'abord semble étrange et ce qui cependant est le résultat d'observations bien faites, c'est que les femmes qui allaitent leurs enfants sont moins sujettes aux inflexions de la matrice que celles qui s'exemptent de ce devoir.

Bien souvent c'est la conséquence de la métrite puerpérale ; selon E. Martin, l'absence d'involution de la face antérieure de l'utérus causée par l'insertion de débris placentaires jouerait ici le principal rôle. Une influence considérable doit être aussi attribuée au poids de l'organe enflammé, au relâchement des ligaments larges et des ligaments ronds, tandis que le col reste fixé par les ligaments utéro-sacrés plus résistants, la flaccidité de ces ligaments permet au corps de l'utérus de se couder en arrière, au niveau de l'isthme en obéissant aux lois de la pesanteur et à la pression du paquet intestinal.

C'est ce qui arrive quand la paroi antérieure prend un volume plus considérable que la paroi postérieure, soit par suite du développement de fibro-myomes interstitiels dans l'épaisseur de la paroi antérieure, soit encore par suite de simples modifications nutritives.

L'orifice du col est entr'ouvert, dirigé en bas et en avant, il est ordinairement assez rapproché de la vulve, le museau de tanche tuméfié par suite de la gêne de la circulation veineuse. Souvent on constate des adhérences, les unes *périmétritiques* produites par des exsudats dans le cul-de-sac de Douglas, les autres paramétritiques siégeant so us la séreuse au niveau des ligaments utéro-sacrés.

Les ovaires et les trompes sont souvent entraînés par la déviation utérine sur les côtés du cul-de-sac de Douglas ; il est probable qu'une partie des phénomènes nerveux, réflexes, souvent graves, pouvant aller jusqu'à la paraplégie, qui ont été notés dans certaines rétroflexions, sont dus aux tiraillements sur les annexes et non à la compression problématique des nerfs du plexus sacré (Pozzi). On voit souvent aux rétroflexions s'associer la salpingite, laquelle est la cause principale des adhérences.

Le siège de la flexion est, selon M. Courty, variable : le plus souvent il est à l'isthme, c'est-à-dire à l'union du corps et du col. La raison pour laquelle la flexion se fait le plus souvent sur ce point se trouverait, d'après Virchow, dans les adhérences du col à la vessie et parce que le tissu utérin à ce niveau a moins d'épaisseur qu'en tout autre point. D'après les recherches de Demarquay, une raison plus puissante joue encore son rôle : le défaut relatif de résistance du tissu à ce point de jonction de deux organes différents (corps et col) réunis en un seul (utérus).

Symptomes. — La constipation, la stérilité, des phénomènes nerveux réflexes, voilà les symptômes les plus communs et opiniâtres des rétroflexions. A la *constipation* avéc ou sans ténesme Barnes attribue le dépérissement des malades, dont l'origine est beaucoup plus complexe en réalité (Pozzi).

Les troubles nerveux se traduisent le plus souvent par une difficulté extrême de la marche, pouvant simuler la *paraplégie ;* on observe des *névralgies* multiples ; une excitabilité *hystériforme,* la *toux quinteuse,* la *dyspepsie.* Schröder a observé la *chorée ;* Chrobak un asthme très intense ; Kehrer *l'aphonie.* Sielki *l'hystéro-épilepsie ;* Kiderlen des vomissements incessants ; le simple redressement de l'utérus a fait disparaître rapidement tous ces phénomènes.

La *stérilité* est ordinairement la suite d'une rétroflexion. Si la fécondation peut avoir lieu, l'utérus se redresse ou il reste fléchi et s'enclave dans le petit bassin ; dans ce dernier cas il peut produire des phénomènes graves qui sont étudiés en obstétrique sous le nom de *rétroflexion* de *l'utérus gravide.*

DIAGNOSTIC. — Dans la rétroflexion, lorsqu'on pratique le toucher, la malade étant dans le décubitus dorsal, on sent, en suivant la paroi antérieure du col, que le doigt est bientôt arrêté par le cul-de-sac antérieur peu profond, tandis qu'en suivant la paroi postérieure on sent une tumeur globuleuse courbée à angle sur le col auquel elle est unie par un sillon, l'axe longitudinal de l'utérus est presque parallèle à l'axe longitudinal du vagin.

En combinant la palpation abdominale avec le toucher vaginal on s'assure que cette tumeur est bien le fond de la matrice, car par la pression de la paroi abdominale on peut arriver à sentir la face antérieure du col, mais non la continuité du corps et du col. Par cet examen combiné on arrive à différencier de la rétroflexion l'état morbide des ligaments larges et l'existence d'une tumeur dans les culs-de-sac.

Le toucher rectal, la femme étant couchée, donne des renseignements importants ; le doigt reconnaît toute la face postérieure de l'utérus ; il peut la parcourir et la soulever ; et en combinant le toucher rectal avec le toucher vaginal on constate les détails de la position vicieuse de l'utérus.

L'exploration avec la sonde lèvera les derniers doutes ; on devra lui donner une courbure convenable, la concavité de l'instrument doit être tournée en arrière et en bas et son manche porter fortement en haut.

Un bon précepte, ainsi que le remarque M. Paul Picard, est de ne plus pousser la sonde dès qu'elle a pénétré de deux à trois centimètres dans le col. Le cathétérisme peut être impossible dans certaines rétroflexions anciennes compliquées d'adhérences.

Il est important de bien spécifier le degré de mobilité de l'utérus, afin de déterminer la nature du traitement.

Le professeur Trélat divise à ce point de vue les rétroflexions en trois classes : 1° *réductibles ;* 2° *résistantes ;* 3° *adhérentes.* La palpation bimanuelle, le toucher rectal, l'exploration avec la sonde serviront à rendre compte de ces différents degrés.

Traitement. — Quand on a constaté une rétroflexion utérine, il faut avant tout rechercher les complications, la métrite surtout, par les divers moyens que nous avons signalés plus haut. Chez les femmes chlorotiques, tous les tissus sont ramollis, le tissu *fibro-musculaire* utérin comme les autres. Dans ces conditions, les déviations peuvent se guérir sous la seule influence d'un traitement général, dont les bains simples, les bains de mer, l'hydrothérapie, la gymnastique, le massage bien conduit feront la base. On associera à ces diverses pratiques l'usage à l'intérieur des préparations ferrugineuses de quinquina et de rhubarbe.

Le plus ordinairement la médication générale est insuffisante et on est forcé de recourir, pour guérir l'inflammation de l'utérus au curettage suivi d'injection et, dans les métrites catarrhales chroniques et douloureuses, à l'amputation du col ; le curettage doit être précédé de la dilatation avec la laminaire iodoformée, opération qui commence déjà à redresser momentanément le canal utérin. On pourra la compléter avec les sondes de Hégar. Si en même temps il existe de la péri-métro-salpingite aiguë on devra tâcher de la faire disparaître par un traitement approprié (injections chaudes, bains, application de tampons glycérinés sur le col) ; lorsque tout phénomène inflammatoire aura cessé on devra songer au redressement d'abord, puis au maintien de la réduction.

Réduction. — Pour la réduction de la rétroflexion on peut avoir recours à diverses manières.

1º *Réduction par la position génu-pectorale.* — Les avantages de cette position paraissent d'abord avoir été mis en relief en Amérique par H. Campbell, en Allemagne par Polzer, en France par Courty. Dans ce procédé, la première indication consiste à évacuer l'urine avec le cathétérisme. La femme étant ensuite placée sur les coudes et les genoux, la tête très basse, le siège très élevé, en attitude de « *prière mahométane* », on cherchera à réduire avec deux doigts introduits dans le rectum, en poussant le fond de l'utérus en avant et latéralement pour diminuer autant que possible l'obstacle opposé à la réduction par l'angle sacro-vertébral. Lorsque l'utérus a repris sa position normale, on le maintient au moyen de tampons et de pessaires, en laissant la malade dans le décubitus latéral. On facilite beaucoup cette manœuvre en fixant le col avec des pinces et en l'attirant un peu en bas.

Réduction bi-manuelle. — Pour faire usage de la réduction bi-manuelle on fait mettre la malade dans la position latérale de Sims ; le chirurgien placé en arrière cherche à réduire avec deux doigts dans le vagin leur face dorsale regardant l'utérus et leur face palmaire le rectum. On peut ainsi en prenant un point d'appui sur la commissure postérieure de la vulve faire basculer le corps utérin. Au besoin on peut choisir le second procédé : on fait mettre la femme sur les coudes et les genoux (position génu-pectorale) en lui recommandant de respirer largement. Deux doigts de la main gauche sont introduits dans le rectum, leur face dorsale regardant le sacrum et deux doigts de la main droite dans le vagin, leur face dorsale tournée vers le pubis. Au moyen de pressions ainsi combinées en sens inverse on arrive à réduire.

Schultze, dans le cas de réduction difficile préconise l'introduction de l'index dans la cavité utérine préalablement dilatée ; grâce à l'action qu'il exerce ainsi directement sur le tissu utérin, il déchire par des tractions énergiques les adhérences postérieures qui peuvent s'opposer à la réduction. Par l'anesthésie, on peut aussi sentir les ovaires et détruire les adhérences. Cette manœuvre hardie a trouvé des imitateurs, mais a aussi soulevé des oppositions (Schröder).

Il est incontestable que Schultze en a obtenu de très remarquables succès, mais s'il y a inflammation des trompes, elle peut leur donner un coup de fouet redoutable, et selon M. Pozzi elle est alors véritablement dangereuse.

Il nous semble qu'on devrait aujourd'hui abandonner le procédé de Schultze puisqu'il est presque impossible, dans la réduction forcée, de se faire une idée précise des lésions pelviennes. Lawson Tait cite à ce propos un cas arrivé à un médecin anglais, de mort par hémorrhagie intérieure consécutive aux lacérations dues à la réduction manuelle violente d'une rétroflexion fixe.

3° *Réduction avec la sonde.* — C'est la méthode la plus employée dans les cas où les adhérences à vaincre n'offrent pas une résistance exceptionnelle. On peut opérer dans la position latérale de Sims ou dans la genu-pectorale. La sonde doit être grosse et résistante ; d'abord elle sera introduite plusieurs fois de suite de façon à redresser le plus possible la rétroflexion et à la transformer momentanément en rétroversion. Puis faisant décrire à la sonde un arc de cercle, on forcera son bec à opérer dans la cavité utérine une rotation qui portera sa concavité en avant. L'utérus est alors redressé mais en rétroposition : pour le porter en avant on abaisse le manche de l'hystéromètre vers la fourchette.

Quand on a réussi à replacer l'organe dévié, celui-ci se maintient quelquefois de lui-même ; plus souvent, cependant, la position favorable ne sera conservée que par des moyens opératoires divers. Les pessaires peuvent être destinés à séjourner dans la cavité vaginale (pessaires vaginaux) ou dans la cavité utérine elle-même, et on les désigne alors sous le nom de pessaires intra-utérins.

Avant d'introduire un pessaire, quelle que soit sa forme, il faut s'assurer que l'utérus n'est pas douloureux et que les culs-de-sac sont libres. Les tampons d'ouate imbibés de glycérine phéniquée suffisent quelquefois à remplir le rôle de pessaire.

Il y a un grand nombre de modèles de pessaires, mais certains de ces pessaires sont indiqués de préférence, dans telle ou telle variété de déviation. Dans la rétro-flexion et rétroversion on a préconisé l'emploi du pessaire de Hodges à double courbure ; le pessaire annulaire de Dumontpallier a souvent donné de bons résultats ; on le place, après lui avoir donné une forme allongée d'avant en arrière, en le disposant horizontalement de façon à ce qu'il s'appuie sur les culs-de-sac antérieur et posté-rieur.

Les pessaires les plus commodes sont ceux qui son formés d'un épais fil de cuivre recouvert de caoutchouc ; on peut modifier instantanément leur forme bien qu'ils présentent une certaine résistance ; on doit, en effet, savoir adapter l'instrument à chaque cas déterminé. Schultze applique des pessaires en huit de chiffre qui saisissent le col lui-même et le refoulent en arrière ; ils sont for-més d'un fil de cuivre entouré d'une chemise de caout-chouc. On choisit le pessaire de telle sorte que la bou-che supérieure du huit embrasse le col sans l'étrangler, tandis que la bouche inférieure est proportionnée à la capacité du vagin et à l'ouverture de l'arcade ischio-pubienne. Quand le périnée est très flasque, le vagin vaste et relâché, Schulze emploie un pessaire en traîneau qui se rapproche de celui proposé plus récemment par Vieilliet.

Ces divers pessaires doivent être introduits avec deux doigts, verticalement dans l'axe de la vulve après avoir été enduits de vaseline phéniquée. Quand l'orifice vulvo-vaginal est franchi on fait basculer l'anneau à l'aide de ses deux doigts, de façon que la branche postérieure passe en arrière du col aussi haut que possible, la branche antérieure appuyant contre la face postérieure du pubis assez haut également pour ne pas risquer de comprimer l'urèthre. Pour s'assurer de l'effet produit, il est bon de faire marcher la femme pendant quelques instants. On ne doit pas perdre de vue que ces moyens contentifs peuvent être la cause d'accidents graves, si la malade ne prend pas soin de faire des injections vaginales deux fois par jour.

Frappés du peu d'action qu'exercent les pessaires vaginaux sur la situation du fond de l'utérus anté ou rétrofléchi, beaucoup d'auteurs ont conseillé les pessaires intra-utérins. Valleix dit qu'ils entraînent souvent des hémorrhagies, et constituent un mode de traitement dangereux, auquel on ne doit avoir recours que dans quelques circonstances exceptionnelles.

En résumé, les ceintures hypogastriques associées aux pessaires, sont encore un utile moyen de soulagement, bien que l'utérus enfoncé dans le petit bassin, très profondément situé, échappe souvent à l'action de ces moyens.

Pour juger de l'opportunité de la ceinture hypogastrique, il suffira de relever la masse intestinale avec les deux mains appliquées à plat sur l'abdomen ; si cette manœuvre soulage la patiente, c'est qu'une ceinture à demeure est indiquée. La ceinture, pas plus que le pessaire, n'a une action directe sur l'utérus dévié ; c'est plutôt en fixant les organes qu'ils amènent tous deux des résultats favorables. C'est ce qui explique pourquoi, quelquefois seulement, l'application d'une ceinture hypogastrique peut être suivie d'amélioration, même dans les déviations postérieures et plus spécialement dans les latéro-flexions. Quant à l'action des pessaires, nous devons malheureusement nous associer aux idées suivantes exprimées par Huguier : « Les différents pessaires n'ont presque aucune efficacité contre la rétroflexion, parce que leur action ne peut s'exercer plus haut que l'insertion vaginale postérieure. Ils ne peuvent remonter assez haut pour redresser et maintenir le fonds de l'utérus dans sa position normale. Cependant, chez les femmes ayant une rétroflexion très prononcée et un abaissement du fond de l'organe tel que cette partie est plus basse que le col et vient peser sur l'extrémité inférieure du rectum, nous avons vu le pessaire de M. Hervez de Chégoin redresser suffisamment et reporter en avant la masse utérine pour faire cesser les accidents. »

Si quelquefois, très rarement, il est vrai, il nous est donné de corriger les vices de positions de l'utérus en arrière par le moyen d'une ceinture abdominale, des tampons d'ouate ou avec des pessaires, le plus souvent ces vices de positions sont rebelles à ce moyen prothétique et ces cas-là sont ceux dans lesquels l'utérus est très gros, pesant, flasque et bien plusieurs fois redressé dans son axe, traité par des douches chaudes, faradisation et massage, il n'a pas assez de force pour rester en place, il retombe avec son fond en arrière.

Colpo-hystéropexie vaginale. — La préoccupation de ce danger a conduit les gynécologistes à tenter de procédés opératoires, les uns vaginaux, les autres abdominaux. Parmi les procédés vaginaux sont remarquables, ceux de Rabenau, de Schücking, de Sanger, Nicoletis, Péan, Freund, Candela.

Amussat, dans le cas d'anté et rétroflexion, pratiquait la cautérisation au fer rouge du côté opposé à la déviation, de manière à produire une bride cicatricielle qui fit basculer l'organe. Courty prétend avoir retiré de très bons effets de ce singulier traitement dans le cas d'anté-version ; il avoue qu'il offre quelque danger dans la rétroversion, à cause du voisinage du péritoine, mais il ne le proscrit pas cependant.

On a employé dans le même but la suture d'un pli transversal du vagin, de manière à raccourcir l'une ou l'autre des parois de ce canal. Sims l'a faite trois fois pour l'antéversion. Doléris, suivant les cas, fait une colporrha-phire pré-cervicale, après avoir réduit la déviation.

Von Rabenau a proposé d'inciser le col, puis d'ouvrir le cul-de-sac antérieur et de séparer l'utérus de la vessie par un instrument mousse : on excise ensuite la paroi antérieure sur une longueur de quatre centimètres et on suture la plaie. Pollzer assistant de Rabenau, a publié ce procédé après la mort de son maître dans la *Berl. med. Klin. Wochenscrift*, 1886, où il mentionne les six cas opérés par l'auteur.

Quatre ont empiré et deux n'ont pas donné un résultat tout-à-fait satisfaisant ; dans tous les cas on a observé la sténose avec dysménorrhée et des troubles dans l'urination.

Schücking, de Pyrmont, se proposa la fixation du fond de l'utérus au cul-de-sac vésico-utérin avec le procédé suivant. Il se sert d'une aiguille faite à lance, à chas ouvert, montée et armée d'un fil double ; l'aiguille est cachée dans une gaîne courbe, un peu plus qu'une sonde utérine ordinaire. Il réduit l'utérus en antéversion et introduit dans la cavité utérine l'aiguille avec la lance cachée. Il fait tenir la vessie poussée en haut et à gauche, avec un cathétere et l'utérus ramené par la lèvre antérieure avec la pince de Museux en bas, à gauche et en arrière, de façon que le fond se maintienne en avant et à droite. Alors il repousse avec un doigt le fornix vaginal antérieur vers le fond de l'utérus, en s'assurant qu'il n'y a pas d'intestins dans les replis vésico-utérins, il pousse alors l'aiguille, de façon qu'en transperçant la paroi antérieure de l'utérus, il passe avec la lance dans le fornix vaginal antérieur, prend le fil et retire l'aiguille. Les deux bouts du fil, un vaginal antérieur, l'autre qui pend de la bouche de l'utérus sont noués très fort. Glace sur le ventre, gaze iodoformée dans le vagin.

Dans le congrès des naturalistes et médecins Allemands, tenu à Cologne en septembre 1888, Shücking expose qu'il avait traité par cette méthode avec succès 14 cas de rétroflexion parmi lesquels deux de prolapsus de l'utérus.

Schmidt au même congrès exposa un procédé dont il se servait déjà depuis plusieurs années. Il incise le fornix vaginal antérieur avec une ligne semilunaire sur le col, de la même manière qu'on sépare de la vessie le corps de l'utérus dans l'opération de l'extirpation vaginale de cet organe ; il dénude l'angle de flexion, excide un cône dont la pointe soit dirigée vers l'orifice interne et la base de 15 millimètres vers le corps de l'utérus, après il réunit les deux surfaces cruentées. Ce procédé a été imité, mais aussi critiqué ; aujourd'hui il est répudié par l'opérateur lui-même.

Säenger a repris théoriquement l'idée du Schücking, mais son procédé opératoire de *suture du fond de l'utérus au cul-de-sac vaginal antérieur*, qu'il propose, serait différent.

Ouverture transversale du cul-de-sac antérieur du vagin et du cul-de-sac du péritoine en arrière de la vessie, suture du corps de l'utérus au vagin avec des fils d'argent : réunion de la plaie vaginale suivant une ligne verticale de façon à allonger la paroi antérieure de ce canal et à permettre au col de se porter en arrière.

L'hystéropexie vaginale, selon le procédé Nicoletis, consiste dans l'amputation sus-vaginale du col, puis, à la partie postérieure, on passe trois fils de catgut dans le vagin et dans le moignon utérin, de façon à les faire ressortir par l'orifice de la cavité utérine.

Ces trois fils sont médians ; à côté d'eux, à droite et à

gauche, on en passe deux autres, partant également de la paroi postérieure du vagin et qui vont sortir, non plus dans l'orifice, mais sur le bord antérieur du moignon, de sorte, que la paroi vaginale postérieure s'accroche à ce bord en grimpant sur la tranche utérine. On complète l'affrontement par des points superficiels.

Le chirurgien se propose ainsi, tout en ménageant l'orifice, de souder la paroi postérieure du vagin au bord antérieur du moignon.

Toute l'insertion vaginale est reportée en avant ; la paroi tire à la manière d'un cordon de sonnette et fait basculer le fond de l'utérus, au moins au moment même de l'opération ; les bons résultats qu'on peut tirer par ce procédé sont dus uniquement à l'amputation du col, qui agit sur la matrice. C'est se faire illusion que de compter sur un effet mécanique durable, l'extensibilité constante du vagin et la flaccidité fréquente du périnée, réduisent en réalité, selon M. Pozzi, ce procédé à une ingénieuse conception théorique.

Sous le nom de *vagino-fixation*, Péan a décrit le procédé suivant : on saisit les cloisons recto et vésico-vaginales avec de fortes pinces portées aussi en dehors que possible ; on fait écarter les parois du vagin l'une de l'autre ; sans procéder à aucun avivement, on traverse avec l'aiguille chassefils et d'avant en arrière la paroi latérale du vagin dans toute sa largeur, en comprenant une grande épaisseur de tissu sous-muqueux, aussi profondément que possible. Des anses de fil sont ainsi passées dans toute la hauteur du vagin à deux centimètres l'une de l'autre. La paroi du vagin se trouve de la sorte suturée à la paroi correspondante du bassin. Les fils sont laissés en place et coupent les tissus en y produisant des brides cicatricielles transversales allant dans la profondeur jusqu'au voisinage des os.

Ce procédé paraît *a priori* dangereux et peu efficace.

Sous le nom de *colpo-hystéropexie pelvienne* on entend le procédé que Freund exécute dans le cas de prolapsus et dans les cas de graves rétroflexions. Cet auteur fait une large ouverture du cul-de-sac postérieur du vagin, pénètre dans le péritoine et suture la face postérieure de la partie sus-vaginale du col au revêtement séreux situé au-dessous du promontoire au voisinage des ligaments utéro-sacrés, il prend bien soin dans cette manœuvre d'éviter de blesser le rectum. Il bourre ensuite le cul-de-sac de Douglas de gaze iodoformée et rétrécit la plaie vaginale. Plus tard il refait un périnée, s'il est nécessaire.

Seulement, l'observation clinique pratique a démontré que la plupart des procédés d'hystéropexie vaginale ont un double défaut : ils agissent directement sur le fond de l'utérus réduit et fixent l'organe à des tissus mobiles et extensibles, et, à cause de cela, les accidents dûs à une rétroflexion douloureuse et rebelle, après s'être amendés, reparaissent et rendent ces procédés opératoires infructueux.

C'est dans ces derniers temps, grâce aux grands progrès de la chirurgie abdominale, que d'éminents gynécologistes, tels que Sims, Schröder, Lawson Tait, Hemmy, Veit, Olshausen, Sanger, Werth, etc., ont profité d'une laparotomie entreprise dans un autre but pour fixer l'utérus à la paroi abdominale antérieure pour éviter la

récidive d'anciennes flexions, et ce procédé ayant donné
de splendides résultats ils ont fini par en faire un procédé
classique appelé : gastro-hystéropexie, ventro-fixation,
gastro-hystéroraphie, gastro-hystérosynaphie.

La première opération de ce genre appartient à
Kœberlé. Le 27 mars 1869, dans un cas de rétroflexion
donnant lieu à des symptômes d'occlusion intestinale chronique, il incisa les parois abdominales, ramena l'utérus
en avant, enleva un ovaire sain et sutura le pédicule au
bord inférieur de la plaie.

Sims, le 22 février 1875, chez une femme de 32 ans qui
souffrait d'une rétroflexion atrocement douloureuse, fit la
laparotomie, enleva l'ovaire gauche, du volume d'une
noix, atteint de dégénérescence kystique, et serra le
pédicule dans l'angle de l'incision de manière à retenir
l'utérus dans sa position normale. La malade fut parfaitement guérie.

Schröder, un peu plus tard, ayant à donner ses soins
à une malade atteinte de rétroflexion compliquée de chorée symptomatique, et présentant aussi un petit kyste de
l'ovaire, vit la rétroflexion et la chorée disparaître après
l'ovariotomie et la fixation du pédicule à l'abdomen.

Lawson-Tait, le 20 février 1880, fit la laparotomie sur
une femme souffrant d'une ovarite et d'une rétroflexion
utérine, que rien n'avait pu soulager. Il trouva les ovaires
gros, mous, non kystiques, les enleva, et en fermant la
plaie abdominale, passa un point de suture à travers le
fond de l'utérus qu'il fixa à la paroi.

Hennig, en 1881, fit la castration et comprit le ligament
droit de l'ovaire et le ligament large gauche dans la

suture des ligaments contre une rétroversion rebelle.

Mais ce n'étaient que des faits isolés et sans méthode définie ; ce n'est que à la cinquante-neuvième réunion des naturalistes allemands (section gynécologique) Olshausen exposa son procédé de *ventro-fixation de l'utérus rétroflexe*.

En France, Terrier et Picqué ont les premiers pratiqué cette opération : Terrier, au mois d'août 1888 pour le prolapsus, et Picqué pour la rétroflexion au mois de septembre. Depuis les observations se sont excessivement multipliées en France et à l'étranger, et si nous devons donner sincèrement notre avis nous trouvons que dans ces derniers temps plusieurs opérateurs, comptant sur leur incontestable habileté, ont eu recours trop facilement à l'opération d'Olshausen, se servant de celle-ci non-seulement pour corriger les déviations utérines produites par des adhérences solides, mais aussi quand l'utérus est mobile ; nous dirons même qu'en Allemagne cette pratique a été acceptée avec tant d'enthousiasme qu'on n'a pas même voulu admettre à l'honneur de la discussion une autre opération tout aussi efficace mais n'offrant pas les mêmes dangers ; nous voulons parler de l'opération d'Alquié-Alexander.

En compulsant la littérature médicale à propos des déplacements de l'utérus, un fait important frappe l'homme de l'art, c'est l'insuffisance des moyens proposés jusqu'ici pour le traitement de ces infirmités, bien qu'elles soient très connues et soumises aux lois physiques. Depuis longtemps cependant, elles ont appelé l'attention. Déjà, dans le ixe siècle, un auteur dont le nom nous échappe, dans ses écrits : *De matricis exitu et pulsioné*

indiquait quelques déplacements de l'utérus et spécialement le prolapsus, mais il ne proposait rien pour en diminuer les souffrances inséparables. Plus tard, Parée, dans
son ouvrage : *De la précipitation ou perversion de la
matrice*, conseillait déjà quelques moyens contentifs ration-
nels. Fabricio d'Aquapendente, Guillemeau, Franco
Saviard, mentionnaient aussi le prolapsus et les déviations par relâchement des ligaments de l'utérus sans
spécifier la nature et la fonction de ces ligaments. Nous
constatons le même silence au sujet des fonctions des
ligaments ronds dans les ouvrages classiques de William
Hunter (1819) et Wenzel Charles (1831). Seulement dans
l'ouvrage de Mme Boivin et Dugès nous trouvons indiqué
le rôle important des ligaments ronds dans les désordres de situation de l'utérus, les considérant comme
indispensables, pour soutenir l'utérus *en haut et en
avant.*

Bien que depuis lors tous les écrivains d'anatomie et
de gynécologie en aient parlé, aucun chirurgien n'a pensé
à les raccourcir pour guérir le prolapsus et la flexion de
l'utérus. Alquié, professeur à la Faculté de Montpellier,
présenta, le 17 novembre 1840, un mémoire à l'Académie
de Médecine traitant du raccourcissement du ligament
rond pour remédier aux déplacements de la matrice.
Ce mémoire fut renvoyé à une commission composée de
Villeneuve et Baudelocque; mais soit indifférence, soit
discrétion outrée ou peut-être à cause de l'objection principale que la recherche des ligaments était difficile dans
ses divisions périphériques externes, ce mémoire n'a
point produit de fruits et il nous faut arriver jusqu'en

1882 avant de connaître un essai classique d'opérations couronné par un succès positif.

En effet voici ce qu'en dit Aran dans son *Traité des maladies des femmes* (1858, p. 1039) au sujet des déplacements en arrière et en bas de la matrice : « Nul doute, si la chose était possible, que l'on ne dût agir sur les ligaments, et l'on peut même se demander avec le professeur Alquié si, pour les abaissements et les rétroversions, il n'y aurait pas lieu de raccourcir artificiellement les ligaments sus-pubiens mais ce sont-là des choses sinon impraticables, au moins dont l'exécution présente de sérieuses difficultés et des dangers tels que l'on ne saurait la recommander expressément ».

En 1864, un chirurgien belge, le Dr Deneffe, avait écrit un mémoire dans le but de conseiller cette opération pour la cure radicale du prolapsus utérin. Sa thèse était ainsi intitulée : « *Diminuer la longueur des ligaments ronds c'est guérir radicalement la chute de la matrice.* »

C'est en juin 1864 que Deneffe essaya d'exécuter l'opération avec l'approbation et le concours des professeurs Burggrœve et Soupart, de Gand. Il s'agissait d'un cas de prolapsus utérin ; l'insuccès fut complet. Lui-même raconte : « J'incisai la peau en partant de l'épine du pubis en remontant jusqu'à mettre à découvert l'anneau inguinal externe. La même incision fut faite des deux côtés. Mais, malgré l'habileté que j'avais acquise dans la recherche des ligaments ronds je ne pus les trouver. Sur les conseils de MM. Burggræve et Soupart, j'ouvris le canal inguinal jusqu'à son orifice interne ! »

Cette opération étant jugée difficile et dangereuse,

la proposition Alquié tomba dans l'oubli. Plus tard les Allemands et les Anglais rappelaient l'attention sur cette opération, Rarvington à Londres (1869) Freund et Fritsch (1875) par des expériences faites sur les cadavres appuyèrent cettre idée et en proposèrent l'exécution. Quoiqu'il en soit, c'est le Dr Alexander William de Liverpool qui a publié la première observation détaillée de *schortening the round ligaments* (raccourcissement des ligaments ronds). L'opération sur le vivant a été exécutée et heureusement terminée par Alexander le 1er décembre 1881 et dans l'année 1884 il publiait l'histoire de 22 malades opérées par lui et par ses collègues : Macfie, Camphell, Lediard-Imlac et Burton.

Depuis cette époque, et spécialement dans ces dernières années, pendant qu'en Angleterre Doran, Hart et Barbour, Hoffmeyer, Sanger et Wyder à Zurig, Duplay-Pajot et même Doléris à Paris se posaient en adversaires déclarés de cette opération, en Italie les principaux opérateurs Casati, Novaro, Berruti, Mangiagalli, Bergesio, Bompiani, Cugiani, Bastianelli, Galli, encouragés, par de nombreux cas opérés avec succès, appelèrent l'attention des gynécologistes trompés par le jugement trop sévère des Allemands et même de quelques Français (Doléris et Richard) sur l'opération du savant chirurgien de Montpellier.

Malgré les résultats excellents obtenus par les chirurgiens italiens, le jugement des chirurgiens français ne s'était pas modifié, et une appréciation très sévère de la valeur du *shortening the round ligaments* dans les rétroversions et rétroflexions de l'utérus sans adhérences a été émise tout récemment par Forgue et Reclus, dans leur *Traité de thérapeutique chirurgicale,* tout récemment paru. En effet, nous lisons dans cet ouvrage : « L'idée bien qu'ingénieuse, reste peu viable et le « *shortening* » du moins à titre d'intervention unique et suffisante, a bien perdu de sa vogue d'antan. »

Plus favorable à cette opération est Pierre Delbet, voir Duplay et Reclus (1). En effet, nous lisons à la page 521 tome VIII. « Cette opération a été l'objet de très vives contestations.

« En Amérique elle a de nombreux partisans, en Allemagne elle en a très peu. En France les chirurgiens sont divisés : Duplay, Trélat, Doléris, Schwartz et Terrillon sont ses principaux défenseurs. Je crois cette opération excellente, et les reproches qu'on lui a faits injustifiés.

« Tout d'abord elle est absolument bénigne. Si au début on a pu voir quelques cas de mort (Alexander en a signalé 3) il n'en est plus de même aujourd'hui. Dans une petite statistique où j'ai réuni 213 cas récents il n'y a pas une seule mort. Il ne faut donc pas s'occuper de ce qu'on avait signalé autrefois comme un accident redoutable : la possibilité de déchirer le péritoine entraîné par le ligament. On a reproché à cette opération d'être incertaine, sous prétexte qu'on ne trouve pas toujours le ligament rond, ou qu'on le casse après l'avoir trouvé (2).

« Ces reproches ne sont peut-être pas justifiés.

1. *Traité de Chirurgie,* Tome VIII.
2. Doléris. *Nouv. arch. d'obst. et de gyn.,* 1890.

« Comme je ne sais pas qu'on ait signalé anatomique-
ment un seul cas d'absence des ligaments ronds, si on
ne les trouve pas, c'est qu'on ne les cherche pas bien.
Quand on a quelques difficultés à les rencontrer au niveau
de l'orifice externe du canal inguinal, il suffit d'inciser
la paroi antérieure de ce canal pour les trouver un peu
plus haut, où ils sont plus forts étant moins éparpillés.
Quelques chirurgiens ont cassé les ligaments.

« Je pense que dans un certain nombre de cas souvent
cet accident peut être attribué à une insuffisance de
diagnostic. On avait cru réductible une rétroversion qui
ne l'était pas.

« Il en a été au moins ainsi dans un cas que j'ai observé.
J'ai vu un ligament rond casser entre les mains d'un
chirurgien habile. Trois jours après, j'ai examiné la
malade, et j'ai pu constater et faire constater que l'utérus était complètement adhérent. En effet, quand l'utérus
est mobile et réduit, les ligaments viennent avec une
extrême facilité, presque sans traction. On ne voit guère
comment on pourrait les casser ; car ces ligaments sont
assez résistants. J'ai mesuré cette résistance sur 10 ligaments ronds (5 malades) immédiatement après les opérations. Le plus faible a supporté un poids de 2 kilo-
grammes. Cette résistance montre que les ligaments sont,
au point de vue mécanique, bien plus que suffisants pour
maintenir l'utérus, et en effet, l'opération est réellement
efficace. Sur les 213 cas que j'ai réunis, il n'y a qu'un
seul insuccès signalé. Dans tous les autres l'utérus a été
maintenu réduit. La guérison a été constatée ; une fois
au bout de deux mois ; dans 181 cas au bout de 4 à 12

mois ; une fois au bout de 1 an et 5 mois, 14 fois après deux ans ou davantage ».

Le procédé Alquié Alexander, comme on le voit, est clair et va droit au but dans la cure de nombreuses souffrances utéro-ovariques, c'est-à-dire lorsqu'on doit redresser l'utérus fixé en arrière et le porter en avant au-dessus de la symphyse pubienne. Avec le temps sont venues des modifications qui n'ont pas amélioré ce procédé. Au commencement, Doléris, H. Croom, Keith, Duncan, ont contesté la facilité pratique de l'opération et citant des recherches cadavériques qui avaient le défaut d'avoir été mal faites, ils affirmèrent qu'il était difficile et quelque fois impossible de retrouver les ligaments ronds ; mais Alexander, Adams, Beurnier, Maurique, Berruti, Bompiani, ont bien démontré par des études bien faites sur des cadavres *frais* que les *ligaments ronds se trouvent presque toujours comme ligaments vrais ou cordons pleins dans le trajet inguinal* et que la facilité de les trouver dépend de l'habitude et de la connaissance des vrais points de repère.

Le *shortening the rond ligament* a besoin de la sanction du temps, disait il y a quelques années Duncan (1). Désor-

1. Duncan était loin de la vérité quand il écrivait ; « Je puis maintenant protester hautement contre cette opération que l'on dit être une de celles auxquelles les malades peuvent se soumettre sans aucun danger pour leur vie. J'ai entendu parler de plusieurs cas où la mort est résultée de péritonite aiguë, un entre autres tout récemment survenu entre les mains d'un des opérateurs de Londres et d'autres pendant un voyage que je viens de faire récemment en Amérique ; or, comme toutes les précautions furent prises, on n

mais le temps a fait justice. Doléris même reconnaît son erreur et propose de raccourcir un ligament seul pour laisser plus de mobilité à l'utérus. Casati a fait une minutieuse étude de statistique et de clinique de l'opération et après avoir fait la critique des modifications qui y ont été apportées il en propose une, qui n'a été acceptée par aucun chirurgien. Berruti, de Turin, a publié ces derniers temps un ouvrage de clinique expérimentale où se trouve une étude complète anatomique et physiologique des ligaments et de leur fonction utérine, portant à l'appui cinq cas opérés par lui et Novaro.

A ce propos Bompiani dit que, si ces deux éminents opé-

peut point qualifier la mort comme ayant pu être évitée (preventable) pas plus que la mort après la kélotomie. Considérant dès lors que le *shortening the round ligaments* n'a pas été fait un grand nombre de fois et que les résultats mortels ont été multiples, il me paraît que la proportion des décès (bien que je ne puisse fournir pour l'heure une statistique parfaite), est assez élevée pour qu'on ne doive point entreprendre cette opération à la légère et pour que l'on soit dans l'obligation d'avertir les malades des dangers qu'ils vont courir par son fait.

« Quant à l'utilité de l'opération, je suis fâché d'avoir à dire que ma propre expérience n'est point d'accord avec celle du Dr Alexànder. Ayant lu son petit ouvrage sur ce sujet et observant combien tous les cas qu'il publie paraissent en faveur de l'opération, je trouve qu'on y a mis un peu trop d'enthousiasme surtout si l'on considère les cas suivants. Presque en même temps, j'ai opéré quatre malades, dans chaque cas avec les précautions antiseptiques et sans rencontrer aucune difficulté. Dans un cas il y eut un peu de suppuration de la plaie ; toutes les autres se réunirent parfaitement et rapidement, le premier pansement n'ayant pas été nécessaire avant le quatrième ou le cinquième jour après l'opération. »

rateurs se sont servis de cette méthode, c'est qu'ils l'ont cru la meilleure pour atteindre le but.

L'importance de cette opération étant admise et son innocuité garantie par les procédés antiseptiques très rigoureux nous emprunterons au minutieux travail de M. Berruti ce qui concerne l'anatomie et la physiologie des ligaments ronds et la technique opératoire.

Anatomie des ligaments ronds. — Le ligament rond prend naissance à la partie haute des cornes de l'utérus, et parcourant dans le tissu lâche de la page pariétale du péritoine qui couvre le bassin et l'abdomen, pénètre dans le canal inguinal, le traverse, s'y fixe, et vient finir dans la grande lèvre de la vulve. Il mesure en moyenne 14 centimètres. Aplati à sa naissance, il se fait rond vers le milieu de son parcours pour terminer mince et en franges à l'extérieur. On peut diviser ce ligament en trois parties: une antérieure ou inguinale, une moyenne ou iliaque, une postérieure ou pelvienne.

La première partie se trouve dans le pli antérieur des ligaments larges ; il a la forme triangulaire dont la base mince se confond avec l'utérus et le sommet se continue avec la partie moyenne. Il se trouve en rapport antérieurement avec la vessie, postérieurement avec la trompe et avec l'ovaire. La partie moyenne ou iliaque est cylindrique, elle va obliquement du détroit supérieur à l'orifice abdominal du canal inguinal. Dans son parcours il croise en angle droit le cordon de l'artère ombilicale, le muscle psoas, les vaisseaux iliaques externes, le fascia iliaque, le muscle transverse et les vaisseaux épigastriques pour lesquels il se comporte comme le canal déférent dans l'homme, c'est-à-dire qu'il décrit une courbe à concavité supérieure formée par le faisceau des vaisseaux épigastriques. Jusqu'en 1865, tous les anatomistes admettaient un canal spécial, dit de Nück, qui enveloppe le ligament rond dans le fœtus chez les petites filles. Les études expérimentales faites par Duplay sur le fœtus ont démontré la non-existence de ce canal qu'on peut même créer artificiellement en opérant des tractions sur le ligament rond en dehors du canal inguinal.

La partie inguinale ou extérieure plus mince à mesure qu'elle parcourt le canal inguinal s'effrange et quelques-unes de ces fibrilles s'insèrent dans la paroi inférieure du canal, d'autres à l'épine du pubis et aux grandes lèvres.

Les vaisseaux des ligaments ronds sont nombreux. L'artère principale vient directement de l'épigastrique ou plus souvent de la crémastérique et se porte jusqu'à l'utérus. Les veines sont plus nombreuses et volumineuses que les artères. Elles sont déjà très visibles dans le fœtus. On les trouve dans l'épaisseur musculaire, elles ont des valvules retournées vers l'aîne, ce qui fait que le sang de l'utérus va aux veines fémorales, la principale s'unissant à l'iliaque externe le long du canal inguinal ou dans les veines épigastriques. Les plus petites s'entrelacent avec les veines du pubis et des grandes lèvres. Ces veines dans la grossesse se développent beaucoup et facilitent la fonction de l'iliaque interne, comprimée par l'utérus à tel point que le plexus inguino-crural peut se faire variqueux.

Les nerfs sont souvent invisibles, mais on les découvre

par un examen attentif. Les faisceaux musculaires du ligament sont probablement innervés par la branche génito-crurale.

Développement du ligament rond. — L'ovaire à son origine adhère aux corps de Wolf par un *mésovarium*. Les corps de Wolf disparus, le péritoine qui les recouvre forme le ligament large : le ligament diaphragmatique des corps de Wolff disparaît ; le ligament supérieur qui unissait l'extrémité supérieure de l'ovaire forme la branche qui rattache l'ovaire au pavillon de la trompe et de l'extrémité du conduit de Müller ; le ligament inférieur de l'ovaire devient le ligament qui unit l'ovaire à l'utérus ; enfin le ligament lombaire des corps de Wolff forme le ligament rond qui traverse le canal inguinal avec ou sans prolongement du péritoine.

Le manque d'études anatomiques précises sur les rapports du ligament rond, spécialement dans sa partie extra-péritonéale, a été la cause des variétés d'opinions des chirurgiens au sujet de l'opération Alquié Alexander. Adams dans le *British med. Journ.*, 3, 8, 1885, affirme qu'il est difficile de le découvrir même sur la table anatomique et déconseille d'une façon absolue l'opération !

Mundé, gynécologiste américain très-distingué, avoue qu'il ne réussit à découvrir le ligament que deux fois sur quatre même en faisant une large ouverture au canal inguinal et il a dû dans ces cas renoncer à l'opération. Emmet a vu l'opération ne pas réussir et la déconseille ; Lawson-Tait Reves, Keitk, Croom Stuart et Duncan même trouvent la recherche du ligament très difficile, et ils ont dû quelque fois employer deux heures pour en découvrir un et durent renoncer à trouver l'autre.

Tissier et Hache, dans leurs études anatomiques. (9 avril 1885), déclarent la recherche de l'extrémité extérieure du ligament rond très difficile et souvent impossible. Doléris et Richard dans l'*Union médicale* (24 novembre 1885), après des recherches et des études faites sur 28 cas, s'expriment ainsi : « A partir de l'orifice inguinal interne, il n'existe plus, à proprement parler, que des vestiges insignifiants du ligament rond ; nuls chez les jeunes sujets, nuls chez les femmes maigres, introuvables, s'ils existent, chez les sujets très gras, ils sont un peu plus visibles chez quelques vieilles femmes et dans la période post-puerpérale. *Et même là on ne rencontre que de petites artères, quelques petites veines souvent variqueuses, quelques filaments nerveux ou fibreux. Voilà la vérité anatomique, disent-ils, qu'il faut avoir le courage de dire pour éviter le désabusement !* »

A la vérité, nous devons dire que ces deux auteurs se hâtèrent de revenir sur les affirmations si catégoriques de leur premier mémoire, et Doléris depuis est devenu le plus ardent partisan de l'opération qu'il avait d'abord déclarée presque impraticable. Trélat de son côté, s'exprime ainsi à propos de la recherche des ligaments ronds : « J'ai toujours trouvé et isolé facilement les ligaments ronds, je les ais non moins facilement dépouillés de leur gaine péritonéale.

Les expériences faites sur 65 cadavres par Beurnier, avant que Duplay eût opéré sur le vif le raccourcissement des ligaments ronds, ont donné les résultats sui-

vants : Sur 90 cordons de nullipares et de multipa-
res d'âges différents, sur des cadaves normaux et anor-
maux, il a trouvé en général l'extrémité du cordon dans la
région extra-péritonéale au milieu de la pelote de graisse,
et, à peine sortie de cette région se subdivisant en filaments ;c'est exceptionnellement que le cordon se divise
avant de sortir du canal inguinal, mais dans ce cas il est
facile de le réunir.

Le ligament augmente de volume de l'extérieur à
l'intérieur et n'est normal que vers la moitié du canal
inguinal. Si aucune maladie (péritonite, phlegmon de la
fosse iliaque, périmétrite, etc.), n'a altéré les rapports
du péritoine avec le cordon, les adhérences de celui-ci
avec le ligament rond sont très légères et par conséquent
on peut couper, 5, 7, 9 centimètres du ligament sans
porter atteinte au péritoine.

Voici maintenant le résultat des expériences faites par
Beurnier sur le cadavre, expériences contrôlées par Berruti. La longueur totale moyenne du cordon est de 14
centimètres. Dans le prolapsus et dans la rétroflexion, elle
est de 15 à 20 centimètres. Son épaisseur est de 2 à 4 millimètres de l'aîne à l'utérus ; près de la corne il s'élar-
git et près du canal inguinal il s'aplatit. L'âge a peu d'importance sur le développement des ligaments ronds, et
l'atrophie ne les atteint pas. Ils conservent toujours une
grande élasticité. A l'état sain, on les trouve plus développés chez les femmes robustes et à forte constitution
musculaire que chez les femmes faibles et anémiques.

L'obésité modifie l'état local et rend plus difficile la
recherche des cordons en les entremêlant de graisse. Dans

les diathèses cancéreuses ils perdent de leur résistance. Dans les grossesses, après la moitié de la gestation, les ligaments ronds doublent de volume dans la portion abdominale, ils augmentent moins dans la portion inguinale.

Après l'accouchement, ils sont à l'état normal. Dans le déplacement (rétroversion, rétroflexion, prolapsus) ils sont généralement plus gros d'un tiers et plus apparents chez la femme vivante que sur le cadavre. Il n'y a pas plus de difficulté à les trouver qu'à découvrir une artère ; le point délicat c'est de les isoler.

Structure du ligament rond. — Dans la portion intra-abdominale il est formé de fibres lisses à l'origine et striées à la terminaison. Les fibres striées prennent naissance sur la paroi inférieure du canal inguinal ou de l'épine du pubis et vont finir au détroit supérieur, sans rejoindre l'utérus. Ces fibres striées constituent un faisceau musculaire analogue aux faisceaux internes crémastériques de l'homme. Les fibres lisses naissent sur la paroi latérale de l'utérus dans sa moitié supérieure : elles forment d'abord un faisceau aplati, puis rond, qui rencontre les faisceaux striés venant de l'épine du pubis, avec lesquels ils se fondent. Les examens histologiques faits par dissociation des éléments constituant le cordon démontrèrent que celui-ci est principalement formé de fibres musculaires superposées, de vaisseaux de diverses dimensions, les plus gros au centre, les plus petits à la périphérie du cordon ; fibres et vaisseaux sont réunis dans toute leur longueur par un tissu conjonctif lâche contenant des fibres élastiques abondantes. C'est ce que l'on peut voir en soumettant ce tissu à l'action de l'acide acétique et en colorant ensuite la préparation avec le picro-carmin ou l'émaloxiline, d'après les observations micros-copiques faites par Clado et Beurnier.

Dans la *portion moyenne* il y a la même structure avec des éléments vasculaires fibro-élastiques et musculaires lisses en proportions égales.

Dans la *portion inguinale*, il y a prédominance de l'élément fibro-élastique sur le vasculaire, et si des fais-ceaux du muscle inguino-pubique restent accolés à cette portion, ou trouve des fibres striées.

Il résulte un résumé, de ces observations que le liga-ment rond se compose de faisceaux musculaires longitu-dinaux ; ces faisceaux se détachent du fond de l'utérus, au niveau de ses angles, aboutissent à la région inguinale et servent de conducteur aux vaisseaux qui, en sortant du canal inguinal, s'éparpillent dans divers sens et abandonnent le ligament rond, lequel réduit à un petit volume, se termine à côté de l'épine pubique et de la grande lèvre.

Physiologie. — Les deux propriétés principales du liga-ment rond sont la *résistance* et l'*élasticité*. La résistance est proportionnée aux individus, à l'état de santé, de maladie et au degré de développement. Dans la condition normale elle varie selon le volume du ligament. Sa struc-ture démontre que sa résistance doit être grande. Celle-ci diminue comme dans le nerf, quand la femme est morte par infection cancéreuse, ou par toute autre infection.

La résistance du cordon sain varie de 600 à 900 gram-mes et la rupture a lieu presque toujours au point où le ligament s'infléchit sur l'orifice interne du canal inguinal.

Cette résistance est plus que suffisante, puisque l'expérience démontre qu'une traction de 400 grammes peut redresser et relever l'utérus. Le poids moyen de la matrice étant de 50 grammes, il ne faut pas une grande force pour la maintenir en place après l'opération ; toutefois il est bon de procéder très doucement au moment où l'on fait la traction. L'élasticité du cordon est aussi à remarquer ; il est susceptible de s'allonger de trois ou quatre centimètres sans se rompre.

Cela nous démontre comment ce cordon, après un tiraillement prolongé pendant des mois et des années, peut s'allonger jusqu'à 10 centimètres au-delà de sa longueur ordinaire.

Selon Alexander, les ligaments ronds à l'état normal ont une importance à peu près nulle pour maintenir et fixer l'utérus en place, tandis qu'ils en ont une très grande dans les déplacements utérins. L'utérus à son état normal étant entouré de parties fixes (bassin, plan pelvien) et de parties mobiles antérieures et postérieures (vessie, rectum, anses intestinales, ligaments), ne peut subir que des déplacements antérieurs ou postérieurs, selon que le rectum ou la vessie sont pleins ou vides et, dans ces déplacements, les ligaments larges sont seuls intéressés. Au contraire, dans les rétroversions, dans les rétroflexions et dans le prolapsus de l'utérus, les ligaments ronds et les utéro-sacrés ont une grande importance, car ils peuvent s'hypertrophier, se distendre et s'allonger.

La déduction logique de ce fait est que le raccourcissement des ligaments ronds remet en place les ligaments larges, rétablit le septum vésico et recto-utérin, rétrécit la loge vésicale, oblige les anses intestinales à reprendre leur place, et l'utérus se trouve ainsi maintenu dans sa position normale.

Opération. — Nous décrirons la technique opératoire en nous basant à la fois sur le mémoire où Alexander a indiqué sa méthode définitive, et sur les opérations faites par MM. Berruti et Bergesio, opérations que nous avons nous-même suivies à l'hôpital Maria-Vittoria de Turin. Tous les auteurs reconnaissent que l'on doit d'abord procéder au curettage de l'utérus.

L'opération se divise en deux parties principales, savoir la *recherche du ligament* et *son raccourcissement*.

Première partie. — Après avoir rasé la région du pubis et l'avoir scrupuleusement désinfectée au moyen de solutions antiseptiques, prenant comme *point de repaire l'épine du pubis*, on fait une incision de quatre à cinq centimètres (2 en dedans et 3 en dehors de l'épine) sur une ligne parallèle et supérieure au ligament de Poupart. On écarte les lèvres de la plaie avec des crochets et ayant pourvu à l'hémostasie absolue, on continue l'incision jusqu'à l'aponévrose du grand oblique et sur la surface brillante du tendon commun. On cherche les piliers de l'anneau inguinal externe à l'endroit où ils s'unissent au tendon commun ; il importe d'éviter de tomber dans l'espace qui se trouve entre le pilier externe et le ligament de Poupart, ou dans l'espace qui existe quelquefois dans le tendon commun près du pilier intérieur

de l'anneau inguinal. On retranche quelques fibres transversales ; *une petite masse de graisse fine et jaune* vient
faire hernie entre les piliers. Imlach, Bompiani et Berruti ont insisté sur cette petite masse de graisse comme
point de repaire. On accroche profondément cette
masse dans laquelle on rencontre vers l'anneau inguinal
l'extrémité extérieure du ligament rond ; chez les femmes
grasses, il faut souvent étendre l'incision et procéder avec
de grandes précautions pour découvrir cette petite pelote
de graisse entre les piliers, car elle peut quelquefois se
trouver divisée en deux parties par une petite lame lui-
sante, qui dépend du fascia-superficialis et qui peut être
confondue avec l'aponévrose du grand oblique. Dans ce
cas il est nécessaire d'approfondir l'incision pour voir
apparaître distinctement l'aponévrose du grand oblique.

Il peut arriver que chez les femmes très grasses la
pelote de graisse ne se montre pas, et que l'on trouve à
la place un amas uniforme et diffus de graisse. Mais,
même dans ce cas, en usant de la pince et de la sonde
avec patience et délicatement il n'est pas difficile de
découvrir l'extrémité du ligament rond.

Il arrive aussi quelquefois qu'on est obligé d'ouvrir
l'anneau deux ou trois millimètres au-dessus du niveau
du bord supérieur du pubis pour découvrir le ligament,
et cela plus spécialement quand la pelote de graisse
manque pour guider l'opérateur. Lorsque l'extrémité du
ligament est très divisée et éparpillée, il est facile de
recueillir ses fibres et de les suivre dans le canal inguinal.

Le ligament étant trouvé, on le fixe avec la pince de Péan, on enlève la pelote de graisse pour éviter la suppuration, et on procède à l'isolement du cordon, afin de le mobiliser. Là aussi il faut beaucoup de soins et de patience. Pour enlever les brides qui fixent le ligament à l'anneau et au canal inguinal, on se sert de ciseaux et de la sonde, et au besoin on ouvre le canal jusqu'à l'orifice interne. L'opération terminée, il est indispensable de faire une bonne suture pour prévenir une hernie; on a soin de ne pas prendre dans la traction la branche inguinale du nerf génito-crural, et il faut bien isoler le cordon avant de faire la traction.

Il est facile d'éviter par des pinces l'hémorrhagie qui peut venir des artères sous-cutanées abdominales ou de la honteuse externe (branche de l'hypogastrique ou iliaque interne) ou des veines du cordon quelquefois très développées. Pour empêcher la rupture du cordon ou la hernie du péritoine, on ne doit pas faire de tractions trop violentes; à ce moment surtout on doit avoir beaucoup de calme et d'adresse, et on attend d'être en possession de la portion ronde du cordon avant de faire des tractions modérées et graduelles.

Deuxième partie. — Lorsqu'on a pratiqué la dénudation du cordon jusqu'à 1/2 centimètre de l'orifice intérieur du canal, on procède au raccourcissement, après avoir, autant que possible, corrigé le déplacement avec les doigts introduits dans le vagin ou, comme le préfère Alexander, avec l'aide de la sonde.

Pour éviter la rare mais possible ouverture de la séreuse, il est bon, suivant le conseil des professeurs

Duplay, Manrique et Berruti, de jeter, sur la partie la plus reculée de la portion intra-inguinale mise à nu du ligament rond, une ligature au catgut, ligature qui enserre la séreuse et qui en facilite les adhérences et empêche la péritonite consécutive.

La traction accomplie, autant que le demande la gravité du déplacement, avec des pinces de Péan très fortes, on fixe le ligament à l'orifice externe du canal inguinal, on procède à la désinfection de la plaie et à la fixation du ligament par une double ligature qui comprend les deux piliers et le ligament rond. On coupe la partie excédante (6, 8, 10 centimètres) et l'on ferme la plaie extérieure avec des points de soie aseptique. On répète la même opération du côté opposé. On peut conserver la partie excédante du cordon comme le pratique Alexander, l'enfermer dans la plaie, ou bien la suturer avec le ligament du côté opposé, comme le conseille Casati dans son procédé, lequel consiste à faire une large incision courbe, unissant les deux anneaux inguinaux sur le pubis. Mais, dans ce cas, on court le risque de créer pour plus tard une source d'infection sans aucun avantage pour l'opérée et pour l'opération même.

Des opérateurs ont préconisé le drainage de cette plaie, mais l'expérience nous démontre qu'une antisepsie bien faite prévient tout accident infectieux et rend le drainage inutile (1).

---

1. Depuis cette année, on fait usage, dans la clinique de Turin, de drains en anse, à plateau, du D* Jules Chéron. Nous avons reconnu que cet appareil donnait de bons résultats.

Alexander conseille, après l'opération, de poser un pessaire de Hodge et un pessaire à tige intra-utérine ; selon lui, le premier assure l'antéversion, le second la rectitude ; mais cette précaution n'est pas nécessaire, comme l'ont démontré les résultats obtenus dans tous les cas opérés à l'hôpital Maria Vittoria par Novaro, Berruti, Bergesio et Bompiani à Rome. Pozzi aussi a renoncé au pessaire intra-utérin, et Trélat ne s'en est jamais servi.

En résumé, l'opération se fait dans l'ordre suivant :

1° Anesthésie générale avec le chloroforme, ou selon les cas, anesthésie locale de la peau avec solution concentrée (4 0/0) de cocaïne ou de chlorure d'éthyle ;

2° Incision de 4 à 5 centimètres parallèle à l'arcade crurale, dont la moitié coïncide avec l'épine du pubis ;

3° Incision des parties molles jusqu'à l'aponévrose du muscle du grand oblique de l'abdomen ;

4° Reconnaissance et vérification de l'anneau inguinal externe ;

5° Reconnaissance de la pelote de graisse qui fait saillie hors de l'orifice, et incision de celle-ci sur l'orifice externe du canal inguinal jusqu'à 2 millimètres au-dessus du niveau du pubis ;

6° Vérification de l'extrémité terminale du ligament rond ;

7° Isolement du ligament et, si c'est nécessaire, incision de la paroi antérieure du canal inguinal ;

8° Replacement normal de l'utérus à travers le vagin et raccourcissement du ligament ;

9° Suture du ligament avec l'anneau inguinal externe ;

10° Suture superficielle, après désinfection, médication

antiseptique et, au besoin, pessaire ou opération complé-
mentaire (périnéorrhaphie, colporrhaphie postérieure ou
antérieure).

Les cas que nous avons recueillis à l'appui de l'efficacité de l'opération Alquié-Alexander appartiennent à la
classe des déviations postérieures sans adhérences. Nous
allons examiner maintenant la marche à suivre dans les
cas de déviations accompagnées d'adhérences.

« La thérapeutique, dit M. Trélat (1), jusqu'à ces tout
dernières années, était singulièrement hésitante et impuissante contre les rétroflexions adhérentes. Hésitante, parce qu'on connaissait mal les causes et la nature des adhérences ; impuissante, parce qu'on n'avait pas établi la juste
limite contre les dangers et l'immunité des actions chi-
rurgicales, parce qu'on ignorait la marche naturelle et
les enchaînements normaux des accidents, parce qu'on
n'osait pas apprécier toutes les conséquences des propa-
gations septiques, et qu'en somme on attribuait aux actes
mécaniques des dangers qui souvent étaient entièrement
rapportés à la propagation des agents infectieux. »

Schultze n'hésite pas à recourir à la force manuelle,
pour détruire les adhérences qui tiennent l'utérus en
rétroflexion. Il faut, selon lui, par un diagnostic rigoureux, reconnaître l'utérus, sa forme, sa position, sa gran-
deur, ses rapports avec les autres organes pelviens, les
adhérences qui le fixent, le siège et l'étendue de ces
adhérences. Selon lui encore, avec de la patience et de
la persistance, on vient souvent à bout des résistances

1. *Semaine médicale*, juillet 1888.

qui avaient paru impossibles à surmonter au premier abord. Dans le traitement de réduction, il proscrit la sonde et l'hystéromètre, il cherche à rompre les adhérences *péritonéales* et respecte celles qui existent dans les tissus plus profonds, cicatricielles ou *paramétriques*.

M. Poullet de Lyon (1) va encore plus loin. Dans l'ouvrage ci-dessous indiqué il conclut ainsi : « Je n'hésite pas à déclarer aujourd'hui qu'il n'y a pas de cas de rétroflexion adhérente qui soit désespéré. Je suis prêt à tenter le redressement dans les cas les plus anciens et les plus compliqués, et cela, bien entendu, sans faire courir au malade aucun risque mortel. »

Selon M. Trélat, voici quelle doit être la marche du traitement : d'abord, et en prenant toutes les précautions voulues (évacuations intestinales préalables, bonne position de la malade, antisepsie locale, chloroformisation, pour peu qu'il y ait de la douleur ou des contractions). On fera le diagnostic exact de la position de l'utérus, de la forme, du siège, de l'étendue, de la solidité des adhérences qui le fixent en position vicieuse : le palper abdominal, le toucher vaginal avec un ou deux doigts, le toucher rectal, l'introduction de la sonde utérine, seront employés isolément ou simultanément pour atteindre ce résultat. Une fois le diagnostic établi, on entreprendra le traitement de la métrite dans la mesure des exigences de l'état morbide. Il faudra toujours pratiquer la dilatation utérine à l'aide de tiges de laminaria. Parfois, il suffira de bien laver

1. *De l'intervention intra-utérine dans les métrites, les paramétrites et les déviations adhérentes de l'utérus*, février 1888.

avec une solution antiseptique la cavité utérine ; le plus
souvent il faudra faire le curettage de la muqueuse.
Sous l'influence de ce traitement, on verra l'utérus se
ramollir, s'assoupir les points douloureux de ses bords,
les indurations périphériques disparaître, et, au bout de
douze à quinze jours, on pourra commencer les manœuvres de réduction.

Pour la réduction bimanuelle, on procède de la manière suivante : avec deux doigts introduits dans le
vagin, on cherche à soulever le corps de l'utérus et à lui
faire décrire une courbe qui le rapproche de la paroi
abdominale antérieure. L'autre main déprime profondément cette paroi entre le pubis et l'ombilic et cherche à
accrocher le fond de l'utérus, en passant en arrière. A
ce moment, les doigts vaginaux abandonnent la face postérieure de l'utérus, et sont rapidement ramenés en
avant du col qu'ils vont maintenant repousser en arrière.
Le corps bascule et, poussé par la main abdominale qui
agit sur sa face postérieure, vient se placer en antéversion forcée. Ces manœuvres sont assez complexes et
demandent une certaine habitude, mais elles ne sont pas
difficiles. Cependant on les fait souvent mal. La faute le
plus fréquemment commise consiste à placer le doigt
vaginal d'emblée sur la face antérieure du col pour le
repousser en arrière (1).

Le déplacement étant réduit, comment cette réduction
sera-t-elle maintenue? Chercher le maintien au moyen
du pessaire, mais tous les opérateurs connaissent

1. Duplay et Reclus : *Traité de chirurgie*, 1892.

le peu d'avantages qu'il apporte dans les rétroflexions
réduites, spécialement dans les cas où l'on a triom-
phé des adhérences, quel que soit le genre de pessaire.
En présence de l'insuccès du pessaire, qu'avons-nous
à notre disposition pour maintenir l'utérus réduit ?
Nous avons : 1° la laparotomie et la fixation de l'utérus à
la paroi abdominale (Kœberlé, P. Muller et Olshausen),
opération qui n'est pas toujours sans gravité, malgré
toutes les précautions que l'on peut prendre ; 2° l'opération Alquié-Alexander. A ce sujet voici ce que dit
M. Trélat : « Je me borne à énoncer nettement que *le
raccourcissement des ligaments ronds paraît être l'opération
directement indiquée pour maintenir en antéversion les
utérus précédemment fixés en rétroflexions adhérentes,
mobilisés par le traitement, mais restant impossibles à con-
tenir par la position seule ou par les pessaires.* »

Après ce que nous venons d'exposer, on peut dire que
les brillants résultats obtenus aujourd'hui dans l'emploi
de la méthode Alquié-Alexander autorisent à déclarer que
cette méthode est rationnelle, pratique et moins dangereuse que toute autre, dans les cas de déviations postérieures et de prolapsus de l'utérus, spécialement quand
cet organe peut être facilement remis en place, soit par la
réduction manuelle, soit par la sonde ou par ces deux
moyens combinés, quand enfin on ne soupçonne aucune
maladie des annexes. Mundé, Polk, Trélat, Schultze,
Poullet, Brown, Piquet, Berruti, Pozzi, sont de cet avis,
et dans chacune de leurs communications on distingue
les cas à opérer avec la méthode Alquié-Alexander et
ceux à opérer avec celle d'Olshausen.

Nous conclurons donc en ces termes avec M. Paul Second : « Les interventions graves, comme la laparotomie ou l'hystérectomie doivent être toujours scrupuleusement réservées aux femmes chez lesquelles il est manifestement impossible de se contenter d'une chirurgie plus conservatrice (1). »

1. Duplay et Reclus. *Traité de chirurgie.*

Opérations faites suivant la méthode Alquié-Alexander, à l'hôpital Maria-Vittoria de Turin. Années 1888, 1889, 1890, 1891, 1892 (1).

OBSERVATION I

Catherine M..., 24 ans, paysanne de Mango, nullipare. Leucorrhée, aménorrhée, constipation par intervalles ; miction fréquente sans douleurs, douleurs lombaires.

Rétroversion de l'utérus réductible, prolapsus de l'ovaire.

On excise 4 centimètres des ligaments ronds, de chaque côté, suture au catgut.

Guérison, utérus en antéversion. Opérateur D\u0072 Novaro, année 1888.

OBSERVATION II

Louise P..., 22 ans, de Coni. Trois couches à terme. Depuis la dernière couche, douleurs lombaires et au sacrum, leucorrhée.

1. Les cas cliniques que nous rapportons ici sont très succinctement exposés ; nous nous sommes, en effet, attaché à ne signaler que les points essentiels, c'est-à-dire les principaux symptômes caractéristiques de la maladie. Nous avons ainsi laissé de côté bien des détails, non dépourvus d'intérêt. Messieurs les examinateurs voudront bien nous excuser d'avoir été aussi bref, notre but n'étant que de faire connaître les résultats favorables, obtenus en Italie dans le traitement, par la méthode Alquié-Alexander, des déviations postérieures douloureuses de l'utérus.

Rétroflexion de l'utérus réductible, prolapsus de l'ovaire gauche.

On ne retrouve que le ligament rond de droite ; on excise 5 centimètres. Suture profonde au catgut, superficielle en soie.

Guérison. Utérus en antéversion. Opérateur Dr Novaro, année 1888.

OBSERVATION III

Joséphine P..., 23 ans, de Castel Alfero, mariée, quatre couches à terme. Dysménorrhée, douleurs lombaires et au sacrum, leucorrhée, constipation.

Rétroflexion réductible.

On tente inutilement le massage. A l'opération, on trouve les deux ligaments ronds ; on en excise 6 centimètres.

Résultat nul. Opérateur Dr Berruti, année 1888.

OBSERVATION IV

Marianne B..., 20 ans, de Forno Rivara, mariée depuis deux ans, nullipare. Douleurs lombaires, constipation, jamais de leucorrhée.

Rétroflexion réductible.

On excise 5 centimètres des ligaments ronds de chaque côté ; les ligaments sont minces ; on est obligé de faire une large brèche. Suture au catgut. Guérison. Opérateur Dr Berruti, année 1888.

OBSERVATION V

Amélie R..., 31 ans, de l'île de Cuba. Mariée, deux couches à terme, la dernière il y a quatre mois ; leucorrhée ; la deuxième couche pathologique, fébrile, paramétrite probable sensation de pesanteur au périnée, tumeur aux génitaux externes, miction fréquente, mais indolore, constipation, faiblesse générale.

Rétroflexion réductible, prolapsus de l'utérus, de l'ovaire droit, de la vessie et du rectum.

Les ligaments ronds ne sont retrouvés qu'avec quelque difficulté particulièrement à gauche ; on en excise 5 centimètres. En tirant sur le ligament de droite, on tire sur le péritoine (canal de Nück), qui est décollé, et que l'on repousse dans la cavité. Suture au catgut.

Utérus en antéversion et en léger prolapsus. Le prolapsus du rectum et celui de la vessie ont été très corrigés. Opérateur Berruti, année 1888.

OBSERVATION VI

Laure B..., de 34 ans, de Turin. Menstruation régulière. Mariée, quatre couches, à terme; toujours leucorrhéique. Après la deuxième couche aménorrhée pendant quelques mois ; dysménorrhée. Depuis 7 mois douleurs sacro-lombaires, leucorrhée abondante. Constipation alternée avec de la diarrhée, miction douloureuse.

Rétroflexion mobile, prolapsus de l'ovaire gauche.

Ligaments ronds robustes ; excision de 7 centimètres de chaque côté, suture profonde au catgut, superficielle en soie.

Guérison. Opérateur Dr Bergésio, année 1889.

OBSERVATION VII

Marie M..., 33 ans, tisseuse, de Turin. Mariée, deux couches à terme, la dernière il y a 10 mois, suivie de leucorrhée, douleurs sacrolombaires et au bas ventre ; constipation habituelle.

Rétroversion de l'utérus mobile. Cystocèle et rectocèle.

Colporrhaphie antérieure et postérieure par le procédé Schrœder.

Guérison. Opérateur Berruti, année 1889.

OBSERVATION VIII

Françoise P..., 26 ans, de Turin. Mariée ; deux fausses couches à 3 mois, puis une couche à terme et normale. Après cette couche douleurs lombaires, leucorrhée.

Rétroversion mobile.

On retrouve facilement les ligaments ; on en excise 6 centimètres de chaque côté.

Suture profonde au catgut, suture cutanée en soie.

Guérison, sort de la clinique avec l'utérus en antéversion. Opérateur Bergesio, année 1889.

OBSERVATION IX

Angèle M..., 43 ans, de Rivera (Suse). Un accouchement à terme et normal il y a 8 ans. Depuis 8 mois, douleurs au sacrum, prolapsus des parties par les génitaux externes ; céphalalgie, désordres nerveux.

Rétroversion mobile, cystocèle et rectocèle.

On trouve facilement les ligaments ronds, qui sont forts ; on en excise environ 8 centimètres de chaque côté. Colporrhaphie antérieure et postérieure.

Guérison. Opérateur Galli, année 1890.

OBSERVATION X.

Victoire B..., 34 ans, de Suse. Menstruation à 15 ans. Sept couches à terme, depuis la dernière couche, sensation de pesanteur au bas-ventre ; constipation, leucorrhée, ménorrhagie.

Prolapsus et rétroflexion complète de l'utérus, prolapsus des trompes et des ovaires.

On excise de chaque côté 5 centimètres des ligaments ronds ;

l'utérus est fixé en antéversion, et a été trouvé dans la même position en 1892.

Guérison. Opérateur Bergesio, année 1890.

Observation XI

Adélaïde C..., 25 ans, de Orbassano. Mariée, nullipare ; a subi il y a 2 ans la dilatation du canal cervical pour sténose grave, et a été fortement améliorée. Depuis 5 mois, dysménorrhée, sensation de pesanteur au bas-ventre, constipation persistante, leucorrhée.

Rétroversion réductible, sténose du canal cervical.

Dilatation graduelle par la méthode d'Hégar du canal cervical ; curettage de la cavité. Dans une autre séance, opération d'Alexander.

On ne trouve pas le ligament rond à droite ; à gauche au contraire il se présente assez fort et on en excise environ 6 centimètres.

Guérison ; utérus en ante et latéroversion gauche. Opérateur Berruti, année 1890.

Observation XII

Thérèse B. P..., 38 ans, de Bibiana (Pignerol). Mariée, nullipare.

Depuis 1 an, douleurs sacro-lombaires, constipation.

Rétroflexion mobile, prolapsus de l'ovaire.

Les ligaments de chaque côté sont grêles : on en excise 5 centimètres à gauche, 4 centimètres à droite.

Guérison. Opérateur Galli, année 1890.

Observation XIII

Hyacinthe A... 48 ans, de Bricherasio. Une couche à 24 ans
Utérus volumineux en rétroflexion ; leucorrhée, ménorrhagie,
constipation. Rétroflexion mobile et soupçon de petit fibrome
sur la paroi antérieure. On détruit une bride cicatricielle sur le
fornyx postérieur, on excise six centimètres environ de chaque
ligament rond.

La malade sort guérie un mois après le 20 avril, avec un pessaire.

Rentrée à l'hôpital quelque temps après à cause des hémorrhagies répétées, par suite de l'augmentation de volume du fibrome,
subit, après laparatomie, l'amputation sus-vaginale de l'utérus
lequel a été trouvé en antéversion et presque comprimé contre
le bas fond vésical. Sortie guérie à la suite de cette deuxième
opération. Opérateur Bergesio, année 1890.

Observation XIV

Joséphine Br..., de Calamandrana, 36 ans. Mariée, six couches
à terme et une fausse couche en février 1890, suivie de métrorrhagies. Entrée à l'hôpital le 4 septembre 1890, à la suite d'une
nouvelle fausse couche. Ténesme, douleurs au sacrum, constipation, douleurs dans le coït. Utérus volumineux en rétroflexion
les deux trompes sensibles.

Endométrite fongueuse avec rétroflexion complète.

Curettage, lavage et drainage de l'utérus.

Opération d'Alexander 20 jours après le curettage. Résection
d'environ 7 centimètres de chaque ligament rond. Le 30 octobre,
l'utérus est toujours en antéversion ; on place un pessaire et on
laisse sortir la malade. Guérison. Opérateur Dr Bergesio, année
1890.

Observation XV

Félicité P..., de Bussoleno, 26 ans. Entrée le 13 décembre
1890. Fausse couche au mois de mars, ménorrhagie, écoulement
leucorréïque fétide, douleurs dans le coït, constipation, douleurs
sacro-lombaires ; femme forte ; utérus volumineux en rétroflexion avec endométrite fongueuse.

Dilatation, curettage, lavage et drainage utérin. Quinze jours
après le curettage, on essaie l'opération d'Alexander. La graisse
abondante rend difficile la recherche de l'anneau inguinal, et l'on
ne peut pas isoler les ligaments ronds. On réduit l'utérus avec la
sonde et l'on applique un pessaire Hodge.

Résultat nul. Opérateur Bergesio année, 1890.

Observation XVI

Pasqualine S..., 27 ans, de Castagnole di Lanzo, trois couches,
une fausse couche de 4 mois en septembre 1890 ; depuis lors, métrorrhagies, leucorrhée, douleurs sacro-lombaires.

Rétroversion mobile.

Résection facile de 5 centimètres de ligament. La femme sort
de l'hôpital le 3 mai avec l'utérus maintenu en antéversion par le
pessaire. Guérison. Opérateur Bergesio, année 1891.

Observation XVII

Apollonia V... 32 ans, de Pancalieri. A la suite de couche, elle
souffre de leucorrhée, de sensation douloureuse de poids dans le
bas-ventre, ténesme vésical.

Rétroversion mobile ; col de l'utérus en haut contre le pubis.

On excise 8 centimètres de ligaments ronds de chaque côté.

Opéré par Bergesio le 5 novembre 1891, avec succès.

La malade a été revue en février 1893 ; l'utérus était en anté-version.

Observation XVIII

Marguerite A..., 33 ans, de Turin, mariée. Trois couches à terme, dont la dernière il y a sept mois. Immédiatement après, sensation de poids au bas-ventre, leucorrhée, pour laquelle elle a subi le curettage dans un autre hôpital. Après un mois d'amélioration, douleurs lombaires, constipation, sensation de poids.

Rétroversion mobile de l'utérus.

On excise environ 6 centimètres de chaque ligament rond. Suture profonde au catgut, superficielle. en soie.

Guérison ; opérateur Berruti, année 1891.

Observation XIX

Joséphine A..., 24 ans, de Nice Monferrato. Mariée, deux couches à terme, la dernière il y a 15 mois. Depuis, douleur au pubis, sensation de poids au périnée, leucorrhée, constipation.

Rétroversion mobile de l'utérus.

Les ligaments ronds robustes sont trouvés facilement ; on en excise 7 centimètres. Suture profonde au catgut, superficielle, en soie.

Guérison, avec utérus en antéversion. Opérateur Berruti, année 1891.

Observation XX

Marie M..., 33 ans, de Montemagno.

A subi le curettage il y a six mois ; dérangements intestinaux, douleurs lombaires.

Utérus en rétroversion.

Les ligaments ronds sont grêles, mais on les rencontre assez facilement.

Guérison. Opérateur Berruti, année 1891.

Observation XXI

Clémentine F..., 33 ans, de Castellamonte. Mariée, sept couches à terme. Depuis trois mois, sensation de poids au bas-ventre, douleurs aux jointures et aux lombes, constipation.

Rétroflexion mobile de l'utérus.

Les ligaments ronds grêles sont facilement découverts ; suture profonde au catgut, superficielle, en soie.

Guérison. Opérateur Berruti, année 1891.

Observation XXII

Thérèse P..., 31 ans, de Castelnovo d'Asti, quatre couches, deux fausses couches, ménorrhagie, leucorrhée, sensation de poids, constipation.

Endométrite, rétroflexion mobile ; l'utérus marque 95 à l'hystéromètre.

Curettage après dilatation, extraction des résidus de la fausse couche. Un mois après, opération d'Alexander. Les ligaments sont très grêles ; on en excise 4 centimètres.

Guérison, l'utérus est en antéversion légère ; on place le pessaire. Opérateur Bergesio, année 1892.

Observation XXIII

Christine R..., 36 ans, de Foresto, mariée ; cinq couches à terme, la dernière il y a trois ans ; aménorrhée depuis quatre mois ; sensation de poids au périnée ; défécations douloureuses.

Targhetta

Rétroflexion de l'utérus très mobile.

On retranche 8 centimètres de chacun des ligaments ronds qui sont robustes.

Guérison persistante. Opérateur Berruti, année 1891.

Observation XXIV

Léonie P..., 20 ans, de Marseille, mariée, deux couches à terme normales, la dernière il y a trois mois. Après cette couche, leucorrhée très abondante, constipation, dysménorrhée.

Rétroversion mobile de l'utérus avec prolapsus de l'ovaire gauche.

On retranche six centimètres de chaque ligament rond.

Guérison. Opérateur Berruti, année 1891.

Observation XXV

Catherine G..., 32 ans, de Tigliole, mariée, trois couches normales, à terme ; la dernière il y a 15 mois. Une fausse couche de quatre mois environ ; après la dernière couche douleurs lombaires, leucorrhée, constipation.

Rétroversion mobile de l'utérus.

On découvre seulement le ligament rond de droite, qui est très mince ; à gauche on ne réussit pas à le trouver.

Guérison ; l'utérus est en antéversion avec légère latéroversion.

Opérateur Berruti, année 1891.

Observation XXVI

Madeleine B..., 53 ans, de Castagnetto, mariée, six couches à terme ; aménorrhée depuis six ans. Depuis cinq ans, douleurs lombaires et leucorrhée.

Rétroflexion de l'utérus mobile.

On découvre facilement les ligaments ronds, mais on ne peut retrancher que trois centimètres de chaque côté.

Résultat : légère rétroversion.

Opérateur Berruti, année 1892.

Observation XXVII

Catherine V..., 34 ans, de Moncrivello, mariée, cinq couches à terme et normales, deux fausses couches. Après la dernière névralgie leucorrhée, fréquence d'uriner, constipation.

Rétroversion mobile de l'utérus.

Les ligaments ronds se retrouvent de chaque côté, mais ils sont très minces. Suture profonde au catgut, superficielle en soie.

Guérison. Opérateur Berruti, année 1892.

Observation XXVIII

Camille B..., 43 ans, d'Avigliana. Désordres nerveux.

Rétroversion mobile et prolapsus des ovaires.

L'opération réussit complètement, on excise 9 centimètres de ligament de chaque côté.

Guérison. Bergesio, année 1892.

Observation XXIX

Secondina R..., 31 ans, de Mosso Sainte-Marie. Douleurs lombaires, nullipare, leucorrhée, constipation persistante, sensation de poids, dysménorrhée.

Sténose cervicale et rétroflexion de l'utérus.

Dilatation et hystérotomie, lavage et drainage de l'utérus. Quinze jours après, opération d'Alexander. Ligaments ronds très développés, on en excise 9 centimètres.

Guérison; opérateur Bergesio, année 1892.

Observation XXX

Albina V..., 30 ans, de Nice Maritime. Cinq couches à terme. Depuis la troisième couche, elle est atteinte de phénomènes nerveux; douleurs sacro-lombaires, constipation, sensation de poids au bas-ventre, leucorrhée.

Endométrite catarrhale, rétroflexion mobile.

Le 15 mars. — Dilatation, curettage, opération d'Alexander, qui réussit. On excise 4 centimètres des ligaments ronds. Résultat nul.

Un mois après, on constate la chute de l'utérus en arrière. Les phénomènes nerveux persistant, on pratique la castration et l'on fixe l'utérus en avant par le procédé de Léopold Czerny.

La malade sort guérie de cette opération. Opérateur Bergesio, année 1892.

Opérations suivant la méthode Alexander, pratiquées par Bompiani, de Rome.

Observation I

Mai 1886. — J... Marie, 37 ans, veuve, domestique à Roux.

A 22 ans, fait un accouchement très laborieux. A toujours eu de très grandes fatigues par suite des exigences de sa profession. Se plaint maintenant de descente de l'utérus.

A l'examen, on trouve qu'il y a cystocèle et rectocèle avec hypertrophie du col de l'utérus.

En 1885, a déjà subi l'amputation du col de l'utérus, opération suivie de colporrhaphie antérieure et postérieure et de périnéorrhaphie. Paraissait guérie, lorsqu'après six mois, la cystocèle, accompagné de rétroversion et de douleurs sacro-lombaires, fait de nouveau son apparition.

Opération d'Alexander : on trouva les deux ligaments et plus facilement celui de droite. Guérison persistante.

Observation II

1887. — F... Anne, 31 ans, de Rome. Mariée à 20 ans, a toujours souffert de dysparunia, de douleurs lombaires avec ménorrhagie, sécrétion vaginale muco-purulente et phénomènes nerveux.

Dans les cinq premiers mois de son mariage, a fait deux fausses couches, suivies d'hémorrhagie utérine grave. A eu ensuite deux grossesses à terme. Pendant la première, se plaignait d'une pesanteur au bas-ventre qui ne lui permettait pas de marcher.

A la seconde, a eu, au moment de la délivrance, une métrorrhagie très grave et qui apparaissait tous les quinze jours. Se plaint maintenant d'une pesanteur au périné. Miction fréquente, constipation, crampes d'estomac, mélancolie.

Utérus sub-involu, rétroflexion, augmentation de volume des annexes, sensible à la palpation spécialement l'annexe gauche. On essaie, mais inutilement, les pessaires de Thomas et de Hodge.

Opération d'Alexander. On trouve très facilement les deux ligaments ronds, on excise 7 centimètres. Guérison constatée après trois ans et demi.

Observation III

1887. — M... Catherine, 30 ans, d'Orvietto. Mariée, a eu cinq accouchements en 8 ans. Lors du premier accouchement, il s'est produit une déchirure périnéale.

Douleurs lombo-sacrées, constipation, ténesme vésical et rectal, boule hystérique, crampes très douloureuses à l'estomac.

Utérus sub-involu, rétroflexion.

Opération d'Alexander. On retranche 6 centimètres de ligaments des deux côtés.

Guérison. En juillet 1889, accoucha d'un enfant à terme ; puerpère très normal.

Observation IV

1888. — S... Rose, 40 ans, de Rome, veuve. Accès d'asthme, palpitations, boule hystérique, miction fréquente et constipation opiniâtre.

Le flux menstruel est abondant, accompagné de douleurs aux seins ; convulsion clonique des muscles abdominaux. Mariée à

22 ans, a eu deux enfants à terme ; et c'est depuis 6 mois seulement qu'elle a les souffrances indiquées.

Rétroversion et inclinaison à droite de l'utérus. Celui-ci est gros et lourd. Les pessaires qu'on a essayés n'ont donné aucun bon résultat.

Opération d'Alexander. On trouve les deux ligaments, on en retranche 6 centimètres. La guérison se maintient.

Observation V

1888.—L... Clotilde, 30 ans, de Rome. Mariée, a eu trois grossesses à terme, la première avec grave lacération du périné. Guérit spontanément par seconde intention.

Se plaint de douleurs en urinant, et la miction est très fréquente ; ténesme vésical, sensation de pesanteur dans le rectum.

Menstruation très abondante. Crampes d'estomac.

Sub-involution de l'utérus rétroflexe et très mobile ; l'application du pessaire en alluminium de Hodge n'a rien produit.

Opération d'Alexander. On trouva les deux ligaments ronds et ils sont excisés de 7 centimètres. Guérison permanente.

Observation VI

1889. — B... Adèle, 46 ans, de Rome. Mariée, actuellement veuve. A 20 ans, accoucha d'un enfant à terme avec puerpère normal. A fait ensuite une fausse couche à 3 mois de grossesse. Depuis deux ans, se plaint de douleurs lombaires. Tiraillements sus-pubiens, miction très fréquente, pesanteur périnéale. Elle attribue ses souffrances à l'effort qu'elle a fait pour soulever un poids.

Utérus hypertrophié, prolaxé, rétrofléchi, avec commencement de cystocèle.

Opération d'Alexander. Les deux ligaments ronds sont trouvés, on dénude leur revêtement séreux avant de les tirer. Suture de ces ligaments aux muscles, aponévroses et à la peau avec de la soie aseptique très fine.

Guérison permanente.

Observation VII

Marie B..., 39 ans, de Gênes. Il y a dix ans, a eu une couche naturelle, mais difficile, qui occasionna une rétroflexion de l'utérus. Depuis lors douleurs lombaires, tiraillements continuels poids au périnée, ménorrhagie et écoulement purulent de l'utérus. En 1886, curettage de l'utérus et application du pessaire Thomas.

Utérus volumineux, métrite chronique, hyperplasie du col, rétroflexion complète, angle de flexion presqu'en dehors, absolument flasque.

Opération d'Alexander. On excise 7-8 centimètres des ligaments ronds.

Guérison complète et persistante, année 1889.

Observation VIII

Diomire Dem..., 36 ans, paysanne, mariée, menstruée à 14 ans, mariée à 20 ans, eut neuf couches à terme et normales. Dans les dernières années quatre fausses couches entre le troisième et le quatrième mois. La dernière fausse couche il y a 4 mois. Actuellement menstruation abondante et en avance, douleurs lombaires intenses, qui l'empêchent de rester debout, la douleur s'étend à la fosse iliaque droite et à la face interne de la cuisse droite.

Utérus non réduit, en rétroflexion, mou, plié en deux, le fond plus bas que le col, qui est gros, ulcéré et placé derrière le bord de la symphyse pubienne, le fond de l'utérus placé en arrière en bas, et fixé dans le pli de Douglas à droite.

Opération d'Alexander. On excise 7 centimètres de chaque ligament rond.

Guérison, année 1889.

OBSERVATION IX

Marie R..., 26 ans, menstruée à 16 ans, avec flux très peu abondant, mariée à 23 ans, la menstruation fut ensuite plus abondante ; a toujours souffert pendant le coït ; depuis 5 mois, après chaque coït, la douleur se manifeste dans la fosse iliaque interne gauche et dans l'articulation ischiatique correspondante. Nullipare. Croit avoir un déplacement de la matrice à la suite d'une chute sur le siège il y a un an. Est atteinte de désordres gastro-intestinaux, vomissements, météorisme, sensation de poids au périnée, miction fréquente. Le pessaire Thomas la soulagea pendant quelques mois, puis les souffrances réapparurent.

Utérus en rétroflexion vers la gauche, petit, dur, peu mobile.

Opération d'Alexander ; on retrouve les deux ligaments ronds et on en excise quelques centimètres.

La rétroflexion est corrigée, mais les douleurs lombo-pubiennes persistent, année 1889.

OBSERVATION X

Annunziata L..., 40 ans, menstruée à 16 ans, difficilement avec dysménorrhée, mariée à 20 ans, à 23 ans couche à terme normale. L'année suivante trois fausses couches avec métrorrhagie. Huit ans après deuxième couche à terme, normale. Ces dernières années, menstruations abondantes, douleurs lombaires et suspubiennes, envies fréquentes d'uriner, douleur dans la miction, et sensation de tumeur entre les cuisses.

Prolapsus de l'utérus, avec allongement hypertrophique du col, cystocèle et rectocèle.

Amputation du col, colporrhaphie antérieure, colporrhaphie postérieure, périnéorrhaphie, procédé Lawson Tait. Opération d'Alexander. On excise 7 centimètres de chaque ligament rond.

Guérison, année 1889.

OBSERVATION XI

Marie S..., 36 ans, mariée, eut quatre enfants, le premier il y a 12 ans, le dernier il y a 6 ans. Depuis la dernière couche, souffrances continuelles, compression épigastrique qui augmentait dans la station droite du tronc et en faisant des efforts ; tiraillement lombaire, poids au périnée, menstruations abondantes mais régulières.

Utérus en rétroflexion, hypertrophie du col et du corps, rectocèle au début.

Amputation du col, périnéorrhaphie Lawson Tait et opération d'Alexander. La recherche des ligaments ronds fut très pénible, particulièrement à gauche ; traction du cordon facile.

Guérison parfaite persistante, année 1889.

Opérations faites suivant la méthode Alexander à l'hôpital major de Novare, en 1890, par le Dr Cugiani.

Observation I

F... Marie, 30 ans, paysanne, de Granozzo, pluripare, depuis un an, souffrait de douleurs sacro-lombaires, spécialement en urinant. Souffrait également de dérangement nerveux d'ordre hystérique.

Rétroversion complète de l'utérus.

L'orifice externe de l'utérus était tourné du côté de la symphise pubienne.

On excise cinq centimètres de ligaments ronds de chaque côté.

Guérison de la rétroversion, mais la malade continue à se plaindre comme avant l'opération.

Observation II

B... Antoinette, 34 ans, de Domodossola, mariée sans enfants. Se plaint de vives douleurs à la région des reins. Dans la station droite, le col de l'utérus apparut à la vulve.

Prolapsus de l'utérus avec rétroflexion.

L'opération d'Alexander amène la complète guérison du prolapsus et la diminution des douleurs des reins.

Observation III

J... Marie, 30 ans, paysanne d'Agrate.

Mariée depuis 7 ans, sans enfant. Depuis 13 mois souffrait de douleur au bas-ventre et de métrorrhagie.

Rétroversion de l'utérus. Opération d'Alexander.

Guérison. L'utérus revient à sa position normale. Disparition de la métrorrhagie. Persistance très légère des douleurs sacro-lombaires.

Observation IV

N..., 33 ans, rentière de Momo ; pluripare. Depuis 5 ans, souffrait fréquemment de métrorrhagie. Anémie profonde et dépérissement.

Rétroversion et rétroflexion utérine avec prolapsus au premier degré.

Opération d'Alexander suivie de guérison complète.

Observation V

B. Françoise, 29 ans, paysanne, de Novare.

Multipare ; douleurs lombaires très fortes.

Rétroversion. Opération d'Alexander.

On n'a trouvé les cordons ronds ni à droite ni à gauche.

Résultat nul.

BIBLIOGRAPHIE

Churchill Fleetword. — Traité pratique des maladies des femmes.

Courty. — Traité pratique des maladies de l'utérus.

Doléris. — Du raccourcissement des ligaments ronds.

Duplay et Reclus. — Traité de chirurgie.

De Sinety. — Manuel pratique de gynécologie.

Demarquay et O. Saint-Vel. — Traité clinique des maladies de l'utérus.

Heydenreich. — La Semaine médicale, 1886, p. 297.

Pozzi (S.). — Traité de gynécologie clinique et opératoire.

Schultze. — Traité des déviations utérines. — Traducteur F. Herrgott.

Trélat. — Semaine médicale. Juillet 1888. Clinique chirurgicale.

P. Tillaux. — Traité d'anatomie topographique avec applications à la chirurgie.

Forgue et Reclus. — Traité de thérapeutique chirurgicale.

Bompiani. — Delle operazioni cruente per la cura della retroflessione delle utero.

Berruti. — Studio clinico anatomico e fisiologico sulla struttura dei legomenti rotondi.

Targhetta. — Thèse. Paris, 1893. Opérations d'Alexander effectuées à l'hôpital Maria Vittoria de Turin, années 1887-88-89-90-91-92. Extrait des registres de cet hôpital.

Cugiani. — Resoconto di cinque operazioni d'Alexander. Annali de Ostetricia e Ginecologia-Maggio-Giugno, 1890.

Henri JOUVE, Imprimeur de la Faculté de médecine, 15, rue Racine, Paris.

9 782329 123417